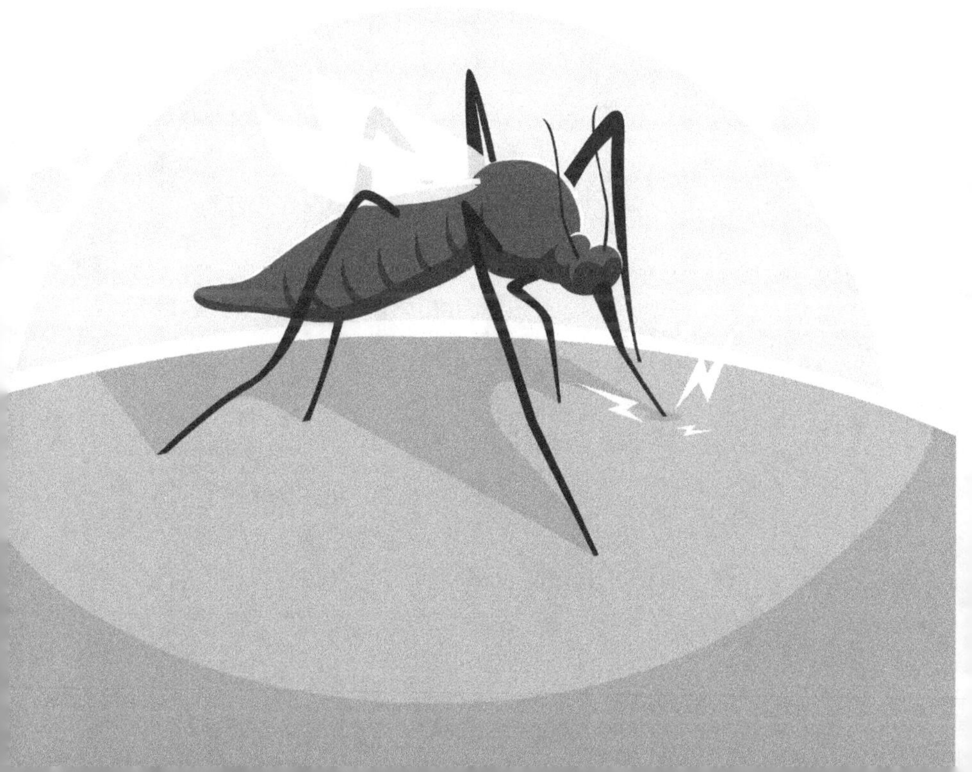

MANUEL DE LUTTE CONTRE LES MOUSTIQUES

非洲防蚊手册
-中国消除疟疾经验及其在非洲的应用
（中法双语版）

Les savoirs utiles en Afrique
et l'expérience de la Chine dans l'élimination
du paludisme et son application en Afrique

(Version bilingue chinois-français)

ZHOU Xiaojie 周小洁 & **LI** Siqi 李思琦

MANUEL DE LUTTE CONTRE LES MOUSTIQUES

非洲防蚊手册
–中国消除疟疾经验及其在非洲的应用
（中法双语版）

Les savoirs utiles en Afrique et l'expérience de la Chine dans l'élimination du paludisme et son application en Afrique

(Version bilingue chinois-français)

L'Harmattan
Guinée

5-7, rue de l'École polytechnique
75 005 Paris
ISBN : 978-2-336-49159-2
EAN : 9782336491592

编写委员会

COMITÉ DE RÉDACTION

Rédacteurs en chef 主编

ZHOU Xiaojie 周小洁
LI Siqi 李思琦

Auditeurs 编委

TONG Ying 佟颖
ZHANG Yong 张勇
LI Jing 李静
WANG Xiaoli 王小莉
LIU Meide 刘美德
LIU Ting 刘婷
LI Qiuhong李秋红
FU Xuefeng 付学锋
YAN Ting 阎婷
XU Xiuyan 许秀燕
Aziz Abdoulaye CAMARA

第30批中国援几内亚医疗队
30e Mission médicale chinoise en Guinée
北京市疾病预防控制中心
Centre de prévention et de contrôle
des maladies de Pékin

前言

蚊虫是最为重要的医学媒介生物，在全世界广泛分布，已知的蚊子约3700种，对人类危害较大的主要为伊蚊、库蚊和按蚊属的蚊虫。在非洲广袤的大陆上，丰富多样的生态环境孕育了各种动植物，同时也为蚊虫的生存和繁殖提供了理想条件。蚊虫叮咬不仅给人造成骚扰，更重要的是还可以传播多种疾病，如疟疾、黄热病、登革热和寨卡病毒病等。这些疾病每年导致近十亿人感染、近百万人死亡，严重威胁人们健康，而非洲的蚊媒传染病危害在全球最为严重。因此，如何有效地防制蚊虫及其传播疾病，已成为非洲公共卫生领域的一项重要内容。

近年来随着“一带一路”倡议的实施，中国在非洲援助、投资和建设领域的不断加大拓宽，每年有大量中国游客、经商、投资、务工和医疗人员工作生活在非洲，时刻面临蚊虫及蚊媒传染病的危害。2016年赴非洲中国游客达到1130万人次，这一数量还在以每年50%的速度增长。与此同时，中国政府也积极参与全球卫生治理，组织医疗队赴非洲开展医疗与公共卫生援助。此外，中国历经70余年不懈努力，成功将本土疟疾发病数从每年报告3000万例降至0，并于2021年6月30日被世界卫生组织认证消除疟疾。在此进程中，中国积累了一系列行之有效的方法、技术，为蚊虫防制和疟疾控制积累了丰富的经验。

《非洲防蚊手册-中国消除疟疾经验及其在非洲的应用》正是为了应对非洲现状而编写，全书包括三部分：第一节系统介绍蚊虫的种类、习性和危害；第二节以问答形式介绍蚊虫及疟疾的科学防制方法，旨在通过普及蚊虫防制知识，提高人群防护意识，推动单位和社区共同参与到防蚊行动中，从而降低疟疾等蚊媒传染病的流行风险；第三节主要介绍中国从20世纪50年代全国每年疟疾发病人数最高时超过3000万人，到2017年本地疟疾发病数年降至0，并最终实现消除疟疾所经历的5个阶段，每个阶段采取了的不同策略和方法，很多宝贵经验被世界卫生组织所认可并在部分非洲国家推广应用且取得了良好效果。

我们不仅关注科学知识的传授，更注重实用性，让蚊虫防制的科学理念走进每一个读者。本手册可供出境投资企业、国际旅行社、援非医疗队等机构用于业务学习、出境前培训等参考使用。无论您是生活在非洲的居民，还是前往非洲旅行或工作的外来人员，希望本手册能成为您防蚊防病的有力工具。

本书在编写过程中，得到了第30批中国援几内亚医疗队的大力支持，在此深表谢意。

由于编写时间仓促，编者水平有限，其中的错误和疏漏难免，敬请广大读者批评斧正。

2024年5月

Préface

Les moustiques sont les vecteurs médicaux les plus importants et sont largement répandus dans le monde. Il existe plus de 3 700 espèces de moustiques connues. Les moustiques les plus nocifs pour l'homme sont principalement Aedes, Culex et Anopheles. Sur le vaste continent africain, l'environnement écologique riche et diversifié engendre une variété d'animaux et de plantes et offre également des conditions idéales pour la survie et la reproduction des moustiques. Les piqûres de moustiques ne sont pas seulement gênantes, elles peuvent également transmettre diverses maladies mortelles, telles que le paludisme, la fièvre jaune, la dengue et la maladie à virus Zika. Ces maladies provoquent l'infection de près d'un milliard de personnes et la mort de près d'un million de personnes chaque année, menaçant gravement la santé humaine, et les dommages causés par les maladies infectieuses transmises par les moustiques en Afrique sont les plus graves au monde. Par conséquent, la manière de prévenir efficacement les moustiques et les maladies qu'ils transmettent deviennent une question importante dans le domaine de la santé publique en Afrique.

Ces dernières années, avec la mise en œuvre de l'initiative « Une ceinture, une route », la Chine a continué à étendre ses domaines d'assistance, d'investissement et de construction en Afrique. Un grand nombre d'employés d'entreprises travaillent et vivent en Afrique chaque année. En 2016, le nombre de touristes chinois en Afrique a atteint 11,3 millions, et ce nombre continue de croître au rythme annuel de 50 %. En outre, le gouvernement chinois participe activement à la gouvernance mondiale de la santé et organise des équipes médicales pour se rendre en Afrique pour fournir une assistance médicale et de santé publique. C'est pourquoi un grand nombre de touristes, d'hommes d'affaires, d'investisseurs, de travailleurs et de personnel médical chinois travaillent et vivent en Afrique chaque année et sont toujours exposés aux moustiques et aux maladies transmises par les moustiques. En outre, après plus de 70 ans d'efforts inlassables, la Chine est parvenue à réduire le nombre de cas de paludisme indigène de 30 millions par an à zéro, et le 30 juin 2021, elle sera certifiée par l'Organisation mondiale de la santé comme ayant éliminé le paludisme. Le passage d'un pays à forte population paludéenne à un pays où le paludisme est éliminé est une autre réalisation majeure de l'action de la Chine en matière de santé publique, après l'éradication de la variole et l'élimination de la poliomyélite, de la lèpre, de la filariose, du tétanos néonatal et du trachome cécitant.
Le «Manuel de lutte contre les moustiques Bons Savoirs en Afrique-L'expérience de la Chine dans l'élimination du paludisme et son application» a été écrit précisément pour répondre à ce statu quo, et l'ensemble du livre se compose de trois parties : la première section présente

systématiquement les espèces, les habitudes et les dangers des moustiques ; la deuxième section présente les moustiques et les méthodes scientifiques de prévention du paludisme sous forme de questions et réponses, visant à vulgariser les connaissances sur la prévention et le contrôle des moustiques, à sensibiliser la population à la protection, et à promouvoir la participation conjointe des unités et de la communauté aux actions de prévention des moustiques, afin de réduire le nombre de cas de paludisme dans le pays. La section III présente principalement les cinq étapes franchies par la Chine depuis les années 1950, lorsque le nombre de cas annuels de paludisme dans le pays culminait à plus de 30 millions, jusqu'en 2017, lorsque le nombre de cas locaux de paludisme est tombé à 0, pour finalement parvenir à l'élimination du paludisme, avec différentes stratégies et méthodes adoptées à chaque étape, et un grand nombre d'expériences précieuses reconnues par l'Organisation mondiale de la santé, promues et appliquées dans certains pays africains afin d'obtenir de bons résultats. De nombreuses expériences précieuses ont été reconnues par l'Organisation mondiale de la santé et ont été appliquées dans certains pays africains avec de bons résultats.

Nous nous concentrons non seulement sur la transmission de connaissances scientifiques, mais également sur l'aspect pratique, afin que le concept scientifique de lutte contre les moustiques puisse atteindre tous les lecteurs. Que vous soyez un résident vivant en Afrique ou un étranger voyageant ou travaillant en Afrique, j'espère que ce manuel pourra être un outil puissant pour vous prévenir des moustiques et des maladies. Ce manuel peut être utilisé comme référence pour les entreprises d'investissement à l'étranger, les agences de voyages internationales, les équipes médicales de l'aide africaine et d'autres institutions pour l'apprentissage commercial et la formation préalable au départ. Ce livre a été préparé avec le soutien de la 30e Mission Médicale Chinoise en Guinée, pour laquelle nous tenons à exprimer notre profonde gratitude.

Mai 2024

1 Connaissances sur les moustiques

1. Introduction aux moustiques

Les moustiques appartiennent à la famille des insectes Culicidae. Il existe plus de 3 500 espèces de moustiques dans le monde, réparties en 41 genres. Il existe environ 837 espèces de moustiques en Afrique. Les piqûres de moustiques sont non seulement gênantes et affectent le travail et la vie, mais propagent également diverses maladies mortelles, telles que le paludisme, la fièvre jaune, le chikungunya, l'encéphalite japonaise, la dengue, la maladie à virus Zika et la fièvre du Nil occidental.

1.1 Caractéristiques morphologiques

Le corps d'un moustique est allongé et généralement divisé en trois parties principales : la tête, le thorax et l'abdomen :

- **Tête** : Contient une paire d'yeux composés et une paire d'antennes. Les pièces buccales sont conçues pour sucer, que la femelle moustique utilise pour sucer le sang.

- **Poitrine** : Trois paires de pattes et une paire d'ailes. Les ailes sont couvertes de minuscules écailles.
- **Abdomen** : utilisé pour la digestion et le stockage du sang ou du nectar inhalé et contient les organes reproducteurs.

1.2 Cycle de vie

Le cycle de vie d'un moustique comprend quatre étapes : l'œuf, la larve, la pupe et l'adulte. Les trois premiers stades vivent tous dans l'eau. Il faut environ 9 à 16 jours pour qu'un moustique passe de l'œuf à l'adulte.

1. **Œufs** : Les moustiques pondent généralement leurs œufs dans des environnements humides, sur ou à proximité de l'eau , et éclosent en larves 3 à 4 jours après la ponte.

2. **Larves** : Également appelées larves, les larves ont besoin d'oxygène mais ne peuvent pas quitter l'eau. Après environ quatre mues, elles entrent au stade nymphal. L'ensemble du stade larvaire dure généralement de 6 à 10 jours, en fonction de la température et de la disponibilité de la nourriture.

3. **Nymphe** : En forme de « virgule », également connue sous le nom de « ver du talon », elle dure environ 3 jours.

4. **Moustiques adultes** : Après avoir émergé des pupes, ils deviennent des moustiques adultes. Les

moustiques adultes sont divisés en mâles et femelles et leur durée de vie est d'environ 1 à 2 mois.

1.3 Habitudes de vie

1. **Habitudes alimentaires** : Les moustiques mâles se nourrissent principalement du nectar des plantes et ne sucent pas de sang. En plus de se nourrir de nectar pour obtenir de l'énergie, les moustiques femelles ont également besoin de sang pour soutenir le développement de leurs œufs. Lorsque les moustiques sucent le sang, ils injectent de la salive dans le corps humain. Si la salive contient des agents pathogènes (tels que des parasites ou des virus du paludisme), la maladie peut être transmise aux humains. Différents types de moustiques transmettent différentes maladies, étroitement liées à leurs habitudes de vie et à leur environnement écologique. Certains moustiques se spécialisent dans la succion du sang humain, comme *Anopheles gambiae*, qui transmet le paludisme, et *Aedes aegypti*, qui transmet la fièvre jaune. En Afrique du Sud et en Ouganda, les moustiques anophèles préfèrent piquer les personnes près du sol pour sucer le sang, en particulier lorsque les personnes sont assises à l'intérieur ou à l'extérieur. Les moustiques anophèles piquent principalement les mollets, les chevilles et les pieds des personnes le sol plus haut. Par conséquent, il est particulièrement important de protéger la zone située sous les genoux lorsque vous êtes dehors la nuit pour éviter de vous faire mordre.

2. **Reproduction** : Les moustiques femelles doivent sucer le sang après l'accouplement pour pondre. Les œufs peuvent être pondus individuellement (comme *Anopheles* et *Aedes*) ou en groupes (comme *Culex*). Le nombre d'œufs pondus en même temps est généralement de plusieurs dizaines. à plusieurs centaines, selon les espèces de moustiques et les conditions environnementales. Les œufs de moustiques Aedes sont très résistants à la sécheresse et peuvent survivre dans des environnements secs pendant des semaines, voire plus, jusqu'à ce qu'ils éclosent dans une eau appropriée.

3. **Activité** : différents types de moustiques ont des périodes d'activité maximale différentes. Certains sont actifs pendant la journée (comme les moustiques fleuris) , tandis que d'autres sont actifs au crépuscule et la nuit (comme les moustiques anophèles qui transmettent le paludisme).

4. **Reproduction** : La reproduction des moustiques est étroitement liée à l'eau. Les moustiques pondent principalement leurs œufs sur ou à proximité de l'eau, afin qu'ils puissent éclore en larves. Différentes espèces de moustiques choisissent différemment les plans d'eau, qu'il s'agisse de flaques d'eau, d'étangs, de rizières, de seaux, de bases de pots de fleurs ou même d'eau stagnante dans des trous d'arbres. Ainsi, sans eau, il n'y aura pas de reproduction de moustiques.

1.4 Types communs

Il existe de nombreux types de moustiques, et les plus courants en Afrique sont *Aedes, Culex et Anopheles.*

1. **Moustique *Aedes*** : Les adultes ont des marques noires et blanches sur leur corps, et sont également appelés moustiques Aedes et moustiques des fleurs. Aedes aegypti est principalement distribué en Afrique et peut transmettre la fièvre jaune, la dengue, le chikungunya et les maladies à virus Zika. Les moustiques Aedes sucent principalement le sang à l'extérieur, avec des pics de succion de sang entre 6h et 8h et 16h et 19h. Par conséquent, les gens sont souvent attaqués par ces moustiques pendant la journée.

2. **Moustique *Culex*** : La plupart des moustiques adultes n'ont pas de marques sur leurs ailes et leur corps est jaune brunâtre. Lorsqu'ils atterrissent, leur corps reste parallèle à la surface d'atterrissage. Ils sont principalement actifs la nuit et à l'intérieur. Transmettre la filariose, l'encéphalite japonaise, etc.

3. **Moustique *Anophèle*** : Les caractéristiques du moustique anophèle adulte sont que les tentacules sont aussi longs que le bec, les ailes sont tachetées et le corps est gris Lors de l'atterrissage, le corps et la surface d'atterrissage forment un angle d'environ 45 degrés. Le nom commun « moustique anophèle » est un vecteur important du paludisme humain. Parmi environ 480 espèces de moustiques anophèles, 80 espèces peuvent transmettre le

paludisme, dont 15 espèces sont les principaux vecteurs du paludisme. Il existe trois principaux vecteurs du paludisme largement répandus en Afrique subsaharienne : Anopheles gambiae, Anopheles coluzzii et Anopheles arabiensis, parmi lesquels Anopheles gambiae est le plus commun.

1.5 Habitudes des moustiques *Anophèles*

Il existe environ 3 500 espèces de moustiques dans le monde, et seules celles du genre Anopheles sont porteuses de parasites humains du paludisme. Parmi les 380 espèces connues de moustiques Anopheles, environ 60 espèces peuvent transmettre le paludisme, et le moustique Anopheles gambiae, largement répandu en Afrique, est le plus approprié pour transmettre le paludisme (également connu sous le nom de « machine à paludisme »).

Les habitudes écologiques des moustiques anophèles, le vecteur qui propage le paludisme en Afrique, en particulier l'intensité des picotements et des hémorragies, ainsi que l'heure, le lieu, la saison et les habitudes de protection, sont des facteurs importants dans la prévention et le contrôle du paludisme. Étant donné qu'il existe des différences dans les comportements de morsure et de repos des différentes espèces d'Anopheles, ces différences peuvent être influencées par des facteurs tels que la géographie, l'environnement, le climat, la végétation, l'utilisation des terres et l'altitude. Surtout avec l'application de moustiquaires imprégnées d'insecticide (MII/MID), la protection des maisons (portes et fenêtres moustiquaires), les insecticides intérieurs (serpentins anti-moustiques, pulvérisation) et d'autres méthodes, l'originale « aspiration du sang à l'intérieur et pendant la nuit » de Les moustiques anophèles ont des perceptions qui doivent être modifiées et mises à jour.

1. Terrain de reproduction

Les moustiques anophèles ne pondent généralement pas dans les rivières ou les fontaines au débit rapide, car les larves ne peuvent pas résister à l'action des vagues. Les sites de ponte des moustiques anophèles sont très divers, comprenant des plans d'eau permanents ou semi-permanents avec de la végétation (comme des ruisseaux lents, des bords de marécages), des rizières, des mares temporaires (flaques d'eau), des fossés de drainage, des fosses en pierre, trous d'arbres, seaux et canettes vides, etc. En Afrique, Anopheles gambiae préfère les petits plans d'eau temporaires exposés au soleil, comme les flaques d'eau peu profondes au bord des routes, les sabots de vaches ou les traces de pneus sur les routes boueuses. Bien que l'urbanisation réduise les sites de reproduction des moustiques anophèles, il existe encore de nombreux moustiques anophèles qui peuvent se reproduire dans les environnements urbains, tels que les fossés des deux côtés de la route et divers types d'eau stagnante devant et derrière les maisons.

2. Reproduction

Les moustiques adultes peuvent généralement s'accoupler dans les 3 jours suivant leur apparition. Les moustiques mâles volent en groupes au crépuscule et les moustiques femelles volent dans l'essaim de moustiques pour terminer l'accouplement. Les moustiques femelles

Anophèles Gambie s'accouplent généralement une fois et pondent plusieurs fois. Les moustiques anophèles mâles et femelles utilisent le nectar des plantes et le miellat comme source d'énergie, mais les moustiques femelles ont également besoin de boire du sang pour permettre le développement de leurs œufs. La femelle moustique trouvera un plan d'eau pour pondre ses œufs 2 à 3 jours après avoir pris un repas de sang. Ce processus sera répété (environ 1 mois) jusqu'à ce que la femelle moustique meure.

3. Activités

Les moustiques anophèles adultes peuvent se déplacer dans un rayon d'un kilomètre autour du site de reproduction, parfois ils peuvent se propager plus loin (3 à 4 kilomètres) et, dans des circonstances particulières, la distance peut dépasser 10 kilomètres.

4. Habitudes alimentaires

Le moustique Anophèles Gambie en Afrique est accro au sang humain, et le temps pour sucer du sang ne se limite pas à la nuit. Il peut sucer du sang du crépuscule avant la tombée de la nuit jusqu'au petit matin après l'aube (18h00 à 8h00 le lendemain matin). L'emplacement a également changé, passant d'être principalement à l'intérieur à un lieu à la fois intérieur et extérieur. Afin de survivre et de se reproduire, les moustiques anophèles ont progressivement surmonté les effets néfastes de l'utilisation par les gens de moustiquaires, d'insecticides et de portes et fenêtres moustiquaires, et ont développé l'habitude de « travailler à l'intérieur et à l'extérieur, en faisant des heures supplémentaires le matin et le soir ». Pendant la saison des pluies au Ghana, le pic de piqûres de moustiques anophèles, tant à l'intérieur qu'à l'extérieur, se situe entre 20h00 et 02h00. En Ouganda, le pic de piqûres de moustiques anophèles se produit entre 23h00 et 17h00, et la proportion de suceurs de sang à l'extérieur est encore plus élevée qu'à l'intérieur. En Tanzanie, les moustiques anophèles commencent à piquer entre 18h00 et 22h00, culminent entre 22h00 et 17h00, puis commencent à diminuer. Au Cameroun, le pic de piqûres de moustique Anophèle se situe entre 2h00 et 3h00 du milieu de la nuit. Au Kenya, l'heure de piqûre des moustiques anophèles commence entre 18h00 et 21h00, et l'heure de pointe est de 21h00 à 6h00.

5. Durée

Anopheles gambiae est le principal vecteur du paludisme en Afrique de l'Ouest et sa densité varie considérablement en fonction des saisons. Le schéma général des variations saisonnières de la densité d'Anopheles gambiae en Afrique de l'Ouest est le suivant : forte densité pendant la saison des pluies et faible densité pendant la saison sèche. La saison des pluies en Afrique de l'Ouest dure généralement de juin à octobre, période pendant laquelle des précipitations abondantes créent de nombreux environnements gorgés d'eau propices à la reproduction des moustiques, tels que les flaques d'eau, les rizières et les engorgements temporaires, qui constituent des sites de croissance idéaux pour les larves d'Anopheles gambiae, ce qui entraîne une augmentation significative des densités de moustiques. Les densités maximales d'anophèles se produisent au milieu et à la fin de la saison des pluies (août-septembre), lorsque la persistance d'eau stagnante et un climat chaud stable permettent une reproduction optimale et les densités de moustiques les plus élevées. La saison sèche en Afrique de l'Ouest, qui dure généralement de novembre à mai, se caractérise par une diminution des précipitations, l'assèchement progressif des eaux stagnantes et un environnement moins propice aux larves de moustiques, ce qui entraîne une baisse significative des densités de moustiques. En particulier au milieu et à la fin de la saison sèche, le manque d'eau stagnante limite considérablement la reproduction des moustiques et les populations de moustiques adultes sont à leur niveau le plus bas.

Pendant la transition saisonnière entre la saison sèche et la saison des pluies, les premières pluies commencent à former de nouveaux sites d'eau stagnante et les densités de moustiques augmentent progressivement. Pendant la transition de la saison des pluies à la saison sèche, les eaux stagnantes diminuent progressivement et les densités de moustiques commencent à baisser. Ce schéma de changement saisonnier a un impact important sur la transmission du paludisme, les fortes densités de moustiques pendant la saison des pluies augmentant le risque de transmission du paludisme, mais selon les schémas épidémiologiques locaux du paludisme, la prévalence du paludisme reste élevée pendant la transition entre la saison des pluies et la saison sèche et mérite une attention particulière. Il est donc essentiel de comprendre les schémas saisonniers d'Anopheles gambiae pour élaborer des stratégies efficaces de lutte contre le paludisme.

2. Les méfaits des moustiques

L'animal le plus mortel au monde est le moustique (tuant 725 000 personnes chaque année), suivi par les humains, les serpents, les chiens, les mouches tsé-tsé (maladie du sommeil), les triatomes (maladie de Chagas), les escargots d'eau douce, les vers ronds, les ténias, etc. Données du carnet de notes Gates).

la prévalence et la fréquence des maladies transmises par les moustiques telles que la dengue, le Zika, la fièvre jaune, la fièvre de la vallée du Rift et le chikungunya ont continué de croître à l'échelle mondiale . Selon les données publiées par l'Organisation mondiale de la santé (OMS) en octobre 2017, 80 % de la population mondiale est exposée au risque d'une ou plusieurs maladies infectieuses à transmission vectorielle. Environ 3,2 milliards de personnes dans le monde sont exposées au risque d'infection par le paludisme. 2,5 milliards de personnes sont exposées au risque d'infection. Les maladies infectieuses à transmission vectorielle représentent 17 % de toutes les maladies infectieuses dans le monde. Près d'un milliard de personnes sont infectées chaque année par des maladies transmises par les moustiques. Il y a environ 390 millions de cas de dengue, 207 millions de cas de paludisme et 207 000 cas de fièvre jaune. et la maladie du virus du Nil occidental chaque année. Il y a environ 30 000 cas et environ 1 million de personnes meurent de maladies transmises par les moustiques. Parmi elles, le paludisme, transmis par les moustiques anophèles, est la plus nocive et représente la charge de morbidité la plus lourde parmi toutes les maladies infectieuses à transmission vectorielle.

Parmi toutes les maladies infectieuses transmises par les moustiques, seules la fièvre jaune et l'encéphalite japonaise disposent actuellement d'un approvisionnement mature, fiable et stable en matière de protection vaccinale. Le vaccin contre le paludisme n'est disponible qu'en petites quantités et est exclusivement destiné aux enfants d'Afrique afin de réduire la mortalité les maladies infectieuses doivent être utilisées. Une variété de moyens de protection.

3. Les dangers du paludisme

Actuellement, un total de 5 espèces de Plasmodium se sont avérées capables d'infecter les humains, chacune avec une répartition géographique, des symptômes et des méthodes de traitement différentes, ainsi que des impacts différents sur la santé publique.

1. ***Plasmodium falciparum*** : Il s'agit de la forme la plus mortelle de Plasmodium, responsable de la plupart des décès liés au paludisme et particulièrement répandue en Afrique.

2. ***Plasmodium vivax*** : Ce type de parasite du paludisme est largement répandu, principalement en Asie et en Amérique latine. Il peut provoquer des paludismes récurrents car sa phase latente peut persister dans le foie pendant des mois, voire des années.

3. ***Plasmodium ovale*** : Ce parasite du paludisme se trouve principalement en Afrique de l'Ouest et dans

certaines régions du Pacifique. Semblable à P. vivax, P. ovale peut également rester dormant dans le foie, provoquant un paludisme récurrent.

4. ***Plasmodium malariae*** : Ce type de parasite du paludisme est largement répandu mais a un faible taux d'infection. Il se caractérise par des attaques périodiques à trois jours d'intervalle.

5. ***Plasmodium Knowlesi*** : On pensait à l'origine que ce parasite du paludisme n'infectait que les singes, mais ces dernières années, il a été découvert qu'il infectait également les humains. Principalement distribué en Asie du Sud-Est.

En 2022, il y aura 249 millions d'infections palustres dans le monde (5 millions de plus qu'en 2021 avant la pandémie de COVID-19) et environ 608 000 décès. 29 pays représentent 95 % des cas de paludisme dans le monde. En tant que région la plus touchée par le paludisme au monde, l'Afrique compte 233 millions de cas de paludisme, soit 93,6 % du total mondial (Nigeria 27 %, Congo 12 %, Ouganda 5 %). Mozambique 4 %), et les cas de décès (580 000) représentaient 95,4 % du total mondial ; quatre pays africains, dont le Nigéria (26,8 %), la République démocratique du Congo (12,3 %), l'Ouganda (5,1 %) et le Mozambique (4,2 %). %) , représentaient plus de la moitié du total des décès dus au paludisme dans le monde. Parmi les décès dus au paludisme en Afrique, les enfants de moins de 5 ans sont principalement des enfants, représentant environ 78,1 %. Environ un enfant meurt du paludisme chaque minute en Afrique. En prenant comme exemple la Guinée, un pays d'Afrique de l'Ouest , la population de la Guinée en 2023 sera de 14,43 millions (données de la Banque mondiale), soit une diminution de 610 000 par rapport aux 15,04 millions de 2022. Il y aura 4,37 millions de cas de paludisme en 2022, et le taux d'incidence du paludisme est environ 30%.

À l'heure actuelle, l'Afrique (en particulier l'Afrique subsaharienne) est la région du monde où le fardeau du paludisme est le plus lourd . Le paludisme coûte environ 12 milliards de dollars américains chaque année , affectant gravement le développement économique local et étant l'une des causes profondes de la pauvreté. . On peut dire que l'Afrique est l'une des régions du monde où l'état de santé est le plus faible. Elle abrite 12 % de la population mondiale, mais supporte environ 24 % de la charge mondiale de morbidité.

4. Diagnostic et traitement préventif du paludisme

4.1 Caractéristiques épidémiologiques du paludisme

Le paludisme est une maladie infectieuse potentiellement mortelle transmise par les moustiques et causée par une infection par Plasmodium, un parasite (non bactérien ou viral). C'est l'une des trois principales maladies infectieuses dans le monde (paludisme, sida et tuberculose).

Les caractéristiques sont les suivantes :

1. **Source d'infection** : Les patients atteints de paludisme sont la principale source d'infection. Lorsque

les parasites du paludisme sont présents dans leur sang, les parasites du paludisme pénètrent dans le corps du moustique et se développent sous une autre forme après que le patient est piqué par un moustique anophèle. le corps humain pour achever la propagation.

2. **Voie de transmission** : Les piqûres de moustique anophèle constituent la principale voie de transmission du paludisme, et les piqûres d'autres espèces de moustiques ne peuvent pas transmettre le paludisme. Outre les piqûres de moustique anophèle, d'autres modes de transmission du paludisme comprennent la transmission mère-enfant, la transfusion sanguine et le partage de seringues et d'aiguilles.

3. **Groupes sensibles** : Toutes les personnes sont sensibles au paludisme. Les personnes infectées par le paludisme ont une certaine immunité contre le même type de paludisme à court terme, mais peuvent quand même être infectées. Les personnes les plus exposées au risque d'infection comprennent les nourrissons et les jeunes enfants, les personnes âgées, les voyageurs en provenance de zones exemptes de paludisme, les femmes enceintes et leurs fœtus à naître.

4.2 Symptômes cliniques du paludisme

Manifestations cliniques typiques du paludisme : frissons, fièvre, transpiration et autres symptômes, avec des crises cycliques, survenant tous les jours ou tous les deux jours ou tous les deux jours. Après plusieurs crises, une splénomégalie et une anémie peuvent survenir. Manifestations cliniques atypiques : frissons, fièvre, transpiration et autres symptômes, mais le type de chaleur et le cycle d'attaque sont irréguliers. Des manifestations cliniques sévères peuvent survenir : coma, anémie sévère, insuffisance rénale aiguë, œdème pulmonaire ou syndrome de détresse respiratoire aiguë, hypoglycémie, insuffisance ou choc circulatoire, acidose métabolique, etc.

La grande majorité des cas de paludisme en Afrique sont des cas de paludisme à falciparum. La période d'incubation du paludisme à falciparum varie de 6 à 27 jours, avec une moyenne de 11 jours. L'apparition est souvent soudaine, sans frissons et seulement une sensation de frissons. Une forte fièvre est fréquente, souvent accompagnée de maux de tête, de courbatures, de nausées, de vomissements, d'anémie, etc. La période de transpiration n'est pas évidente et le schéma fébrile est complexe. Certains sont comme le paludisme à vivax, avec une crise tous les deux jours, cohérents avec le cycle schizonte de 48 heures du stade intraérythrozoïque rouge de Plasmodium falciparum ; et le type de fièvre est intermittent ou irrégulier ; certains ont une forte fièvre persistante, et la période de fièvre peut souvent durer jusqu'à 20 à 36 heures ; l'intervalle entre deux crises est extrêmement court, ce qui entraîne une température corporelle en forme de «M» courbe. L'apparition est plus fréquente vers midi et l'après-midi, avec moins de cas commençant la nuit.

La mort due au paludisme est généralement associée à une ou plusieurs complications graves, notamment :

- **Paludisme cérébral.** Si des cellules sanguines remplies de parasites bloquent les petits vaisseaux sanguins menant au cerveau, un gonflement ou des lésions cérébrales peuvent survenir (paludisme cérébral). Le paludisme cérébral peut provoquer des convulsions et le coma.

- **Problèmes de respiration.** L'accumulation de liquide dans les poumons (œdème pulmonaire) peut entraîner des difficultés respiratoires.
- **Défaillance d'un organe.** Le paludisme peut endommager les reins, le foie ou provoquer la rupture de la rate, ce qui peut mettre la vie en danger.
- **Anémie.** Le paludisme peut entraîner une insuffisance de globules rouges, entraînant un apport insuffisant d'oxygène dans le sang aux tissus du corps.
- **Hypoglycémie.** Le paludisme grave et la quinine, un médicament antipaludique couramment utilisé, peuvent provoquer une hypoglycémie pouvant conduire au coma ou à la mort.

4.3 Diagnostic du paludisme

Pour le diagnostic clinique du paludisme, vous pouvez vous référer à la norme industrielle « WS 259-2015 Diagnostic of Malaria ». Les méthodes spécifiques sont les suivantes :

1. **Observation des symptômes et signes cliniques** : notamment fièvre, frissons, maux de tête, myalgie, fatigue, nausées, vomissements et diarrhée. Sur la base de ces symptômes non spécifiques associés aux antécédents épidémiologiques (par exemple si vous avez récemment voyagé dans des zones d'endémie palustre). , le paludisme peut être initialement suspecté.

2. **Microscopie** : Un frottis sanguin coloré suivi d'une microscopie est la référence en matière de diagnostic du paludisme. Des frottis sanguins minces peuvent détecter différentes formes de Plasmodium, identifiant ainsi l'espèce de Plasmodium ; des frottis sanguins épais sont utilisés pour augmenter la sensibilité de détection de Plasmodium, facilitant ainsi la détection des infections à Plasmodium de faible densité.

3. **De diagnostic rapide (TDR)** : des prototypes de tests rapides sont utilisés pour détecter les antigènes de Plasmodium à l'aide de réactions antigène-anticorps. C'est simple et rapide (les résultats sont généralement disponibles dans un délai de 15 à 30 minutes) et est particulièrement utile dans les contextes aux ressources limitées, mais sa sensibilité et sa spécificité peuvent être inférieures à celles de la microscopie.

4. **Test d'acide nucléique** : utilisé pour détecter et identifier l'ADN de Plasmodium. La PCR a une sensibilité et une spécificité élevées, peut détecter une infection à Plasmodium de faible niveau et identifier avec précision les espèces de Plasmodium. Cependant, la PCR nécessite des équipements et des exigences techniques élevées et est généralement réalisée dans des laboratoires haut de gamme.

5. **Tests sérologiques** : utilisés pour détecter les anticorps anti-Plasmodium (par exemple ELISA). Ces méthodes sont principalement utilisées dans les

études épidémiologiques plutôt que dans le diagnostic du paludisme aigu, car la présence d'anticorps indique une infection passée ou existante plutôt qu'une infection aiguë actuelle.

Le diagnostic clinique du paludisme nécessite généralement une combinaison des antécédents médicaux du patient, des données épidémiologiques et des résultats de tests de laboratoire. La microscopie et les tests de diagnostic rapide sont les méthodes de diagnostic initial les plus couramment utilisées, tandis que la PCR et les tests sérologiques sont davantage utilisés à des fins de confirmation et de recherche ultérieures.

4.4 Traitement clinique du paludisme

Dans les zones d'endémie palustre comme l'Afrique, lorsqu'on rencontre un patient fiévreux, il faut d'abord soupçonner une infection palustre. Le traitement clinique peut être standardisé en référence à la norme nationale « Spécifications WS/T 485-2016 pour l'utilisation des médicaments antipaludiques » en Chine. Les principes généraux du traitement du paludisme sont les suivants :

1. **Traitement précoce** : Tous les patients atteints de paludisme doivent être traités rapidement, en particulier le paludisme à falciparum sans immunité, pour éviter de se transformer en paludisme cérébral.

2. **Dosage adéquat tout au long du processus** : Tous les cas doivent recevoir des médicaments adéquats tout au long du processus pour éviter une récidive ou une rechute.

3. **Voie d'administration** : L'administration orale convient aux patients en général. Les patients atteints de paludisme grave doivent être administrés par injection, le cas échéant.

4. **Traitement combiné** : La guérison radicale du paludisme à vivax nécessite un traitement combiné avec un schizonticide au stade tissulaire et un schizonticide intra-sang. Divers médicaments antipaludiques actuellement sur le marché peuvent tuer efficacement les trophozoïtes et les schizontes de Plasmodium dans les globules rouges pour contrôler les attaques et éliminer les symptômes cliniques. Selon les lignes directrices publiées par l'OMS (2015) , la thérapie combinée orale à base d'artémisinine (ACT) est le traitement préféré pour le paludisme à falciparum non compliqué. Vous pouvez choisir l'un des schémas thérapeutiques ACT suivants: ① Comprimés d'artésunate plus comprimés d'amodiaquine : Oral. Dose totale de 12 comprimés d'artésunate et d'amodiaquine (artésunate 50 mg par comprimé, amodiaquine 150 mg chacun), par jour Prendre 4 comprimés chacun immédiatement pendant 3 jours. ② Comprimés de dihydroartémisinine-pipéraquine: Dose orale totale: 8 comprimés (chaque comprimé contient 40 mg de dihydroartémisinine et 320 mg de phosphate de pipéraquine), 2 comprimés pour la première dose, 6 à 8 heures et 24 heures après la première dose. Prendre 2 comprimés toutes les heures et 32 heures. ③ Comprimés composés de phosphate de naphtoquine : Prendre une dose orale totale de 8 comprimés (chaque comprimé contient 50 mg de naphtoquine et 125 mg d'artémisinine), pris en une seule fois. ④ Comprimés composés d'artémisinine : Prendre une dose orale totale de 4

comprimés (chaque comprimé contient 62,5 mg d'artémisinine et 375 mg de pipéraquine), 2 comprimés pour la première dose et 2 comprimés supplémentaires après 24 heures. Récemment, l'OMS a proposé six nouvelles thérapies ACT basées sur la résistance aux médicaments des parasites du paludisme dans certaines régions: artéméther-luméfantrine (AL), artésunate-amodiaquine (AS-AQ), artésunate-méfloquine (AS-MQ), artésunate-pyronaridine (AS-PND), artésunate-sulfadoxine/B artésunate-sulfadoxine/pyriméthamine (AS-SP) et dihydroartémisinine-pipéraquine (DHA-PQ).

5. **Traitement et soins symptomatiques** : Outre l'utilisation en temps opportun de médicaments antipaludiques, le traitement et les soins symptomatiques sont également importants. Les complications qui doivent être traitées comprennent la fièvre, les convulsions, l'anémie, l'acidose, l'hypoglycémie, le méléna, les lésions graves de la fonction hépatique et rénale, l'œdème cérébral, les lésions du tronc cérébral et l'insuffisance respiratoire. La cause de ces complications est qu'un grand nombre de globules rouges infectés par des parasites s'accumulent dans des organes importants, entraînant une obstruction de la microcirculation et une diminution de la perfusion des organes, ce qui entraîne un dysfonctionnement des organes. ① Forte fièvre : la température corporelle doit être contrôlée dès que possible et des médicaments antipyrétiques efficaces doivent être utilisés pour les patients présentant des convulsions fréquentes, une injection intramusculaire de chlorpromazine et de prométhazine doit être utilisée et un refroidissement physique doit être utilisé pour réduire le corps. température à <38°C autant

que possible. ② Anémie : lorsque le nombre de globules rouges est inférieur à 2 × 10 ^{12} L, une petite quantité de sang total frais doit être envisagée. Si possible, il est préférable de transfuser des globules rouges concentrés est inférieure à 1×10 ^{12} L, une transfusion sanguine doit être effectuée immédiatement. ③ Acidose : donner une supplémentation appropriée en alcalis. ④ Fièvre urinaire noire : causée par la rupture des globules rouges colonisés par un déficit en Plasmodium ou en G-6-PD (le déficit en glucose-6-phosphate déshydrogénase, communément appelé favismie, est une maladie génétique à dominance incomplète liée au chromosome X) causée par l'utilisation de médicaments antipaludiques ou antipyrétiques pouvant provoquer une hémolyse. Par conséquent, une fois que cela se produit, divers médicaments suspects, tels que la quinine, la primaquine, etc., doivent être arrêtés immédiatement. En même temps, la réaction hémolytique peut être contrôlée. 10 mg de dexaméthasone peuvent être ajoutés à 500 ml de glucose à 5 % perfusion intraveineuse. Protéger la fonction rénale et prévenir l'apparition d'une anurie aiguë et d'une insuffisance rénale. ⑤ Dommages graves à la fonction hépatique et rénale : lorsque la fonction hépatique est gravement endommagée, une insuffisance rénale anurique survient et le patient décède souvent dans les 48 heures. Par conséquent, une dialyse doit être administrée de toute urgence dès qu'elle se produit, et l'augmentation de la créatinine ne doit pas se produire. être limité. Le niveau ne répond pas aux exigences de dialyse et la possibilité de secours est perdue. La dialyse doit être effectuée en continu pendant 48 heures jusqu'à ce que la bilirubine sérique redevienne normale.

4.5 Prévention médicamenteuse chimique du paludisme

La prévention individuelle s'adresse aux résidents des zones d'endémie palustre ou aux individus entrant dans des zones impaludées, tandis que la prévention de groupe s'adresse aux zones à forte prévalence ou à une prévalence épidémique du paludisme, ou aux grands groupes de personnes qui sont entrées dans des zones impaludées pendant une période plus longue. Outre la prévention individuelle, il faut également empêcher la propagation au sein de la population. Il existe actuellement deux vaccins antipaludiques, RTS, S/AS01 et R21/Matrix-M, utilisés pour vacciner les enfants dans certaines zones d'endémie modérée et élevée, mais l'approvisionnement est insuffisant ; le vaccin antipaludique destiné aux adultes est encore en cours de développement. Par conséquent, la prévention du paludisme chez les adultes repose principalement sur la prise de médicaments chimiques.

Les personnes entrant dans des zones de forte transmission du paludisme en Afrique doivent prendre des antipaludiques régulièrement pendant la saison de transmission, mais ne doivent pas les prendre de façon continue pendant plus de quatre mois. Étant donné que la demi-vie des médicaments à base d'artémisinine (médicaments injectables ou oraux) n'est que d'environ 2 heures et n'a aucun effet préventif, les médicaments à base d'artémisinine ne peuvent pas être utilisés à titre préventif à l'étranger pour les personnes travaillant ou voyageant à l'étranger. Les médicaments antipaludiques à longue demi-vie (chloroquine et pipéraquine) peuvent être utilisés à titre prophylactique à court terme pour les personnes voyageant à destination et en provenance de zones d'endémie palustre. Cependant, Plasmodium falciparum est actuellement résistant à la chloroquine dans la plupart des zones d'endémie. La prévention chez les adultes pendant la saison épidémique du paludisme peut faire référence aux méthodes suivantes :

1. Dans les zones résistantes à la chloroquine, prendre des comprimés de phosphate de pipéraquine une fois tous les deux mois, à raison de 600 mg à chaque fois, par voie orale avant le coucher ou de la sulfadoxine 500 mg plus 37,5 mg de pyriméthamine, une fois tous les 10 jours, pour la première fois pendant 2 jours.

2. Dans les régions non résistantes à la chloroquine, prendre 300 mg de chloroquine par dose, tous les 7 à 10 jours.

3. Sulfadoxine 500 mg plus Ethacridine 37,5 mg tous les 10 jours pour la première fois pendant 2 jours.

4. Prendre 100 mg de doxycycline chaque jour jusqu'à ce que vous quittiez la zone d'endémie palustre.

5. Pyriméthamine 50 mg plus primaquine 22,5 mg une fois tous les 10 jours. Les femmes enceintes utilisent de la chloroquine ou de la pipéraquine 300 mg une fois tous les 10 jours.

6. Les adultes doivent commencer l'administration orale d'acétamipride 1 à 2 semaines avant d'entrer dans la zone infectée, et il est généralement

conseillé de la prendre jusqu'à 6 à 8 semaines après avoir quitté la zone infectée, à raison de 4 comprimés par semaine ; les enfants doivent prendre 0,9mg/kg de poids corporel à la fois, et la dose la plus élevée doit être prise une fois par semaine, ce qui est limité à la quantité pour les adultes.

En raison du délai d'administration continue du médicament, les meilleures mesures préventives ultérieures pour les personnes ayant résidé dans des zones endémiques pendant plus de quatre mois consistent à se protéger des piqûres de moustiques et à consulter un médecin dès l'apparition de symptômes fébriles.

5. Autres maladies infectieuses transmises par les moustiques en Afrique

En Afrique, les maladies infectieuses transmises par les moustiques constituent une menace majeure pour la santé publique. Outre le paludisme le plus grave, il existe également plusieurs autres maladies infectieuses importantes transmises par les moustiques, telles que la fièvre jaune, la dengue et la fièvre chikungunya.

La fièvre jaune est une maladie infectieuse aiguë causée par le virus de la fièvre jaune. Elle se propage principalement par les piqûres de moustiques. Elle est principalement répandue dans les zones tropicales et subtropicales de l'Afrique subsaharienne, notamment en Angola, en République démocratique du Congo et au Nigéria. que 20 personnes sont infectées chaque année, des millions de cas de fièvre jaune, dont environ 30 000 décès. Les symptômes comprennent initialement une fièvre soudaine, des maux de tête, des douleurs musculaires, une perte d'appétit, des nausées et des vomissements. Certains patients entreront dans une brève période de rémission, qui peut ensuite se transformer en une période d'empoisonnement grave, se manifestant par une jaunisse, des saignements et une défaillance multiviscérale, avec une intoxication grave. Le taux de mortalité relativement élevé. Le diagnostic repose principalement sur des analyses de sang, mais le traitement ne comporte actuellement aucun médicament spécifique et repose principalement sur un traitement de soutien. Le moyen le plus efficace de prévenir la fièvre jaune est de se faire vacciner contre la fièvre jaune, qui confère une immunité à long terme (environ 10 ans) avec une seule vaccination. En raison du taux de mortalité élevé de la fièvre jaune et de l'efficacité du vaccin, les agences de santé publique du monde entier attachent une grande importance à la prévention et au contrôle, et contrôlent l'épidémie grâce à des mesures telles que la vaccination de masse, la surveillance des maladies et la déclaration.

La fièvre chikungunya est une maladie infectieuse transmise par les moustiques et causée par le virus chikungunya. Elle se propage principalement par la piqûre de moustiques Aedes infectés. Elle est courante dans les zones tropicales et subtropicales telles que l'Afrique, l'Asie et les îles de l'océan Indien. comme le Kenya) et la Tanzanie) et en Afrique de l'Ouest (comme le Nigéria). Les symptômes du chikungunya comprennent une forte fièvre soudaine, des douleurs articulaires sévères, des maux de tête, des douleurs musculaires, des articulations enflées et des éruptions cutanées. La plupart des patients se rétablissent en quelques jours ou semaines, certains peuvent ressentir des douleurs articulaires à long terme. Le diagnostic du chikungunya repose principalement sur des analyses de sang pour confirmer la présence du virus ou la réponse en anticorps. Actuellement, il n'existe pas de médicaments antiviraux spécifiques. Le traitement se concentre principalement sur le soulagement des symptômes et la fourniture de soins de soutien. La clé pour prévenir le chikungunya est d'éviter les piqûres de moustiques, notamment en utilisant un anti-moustique, en portant des vêtements à manches longues, en utilisant des moustiquaires et en éliminant les sites de reproduction des moustiques. Bien que les vaccins ne soient pas encore largement disponibles, la lutte contre les moustiques et les mesures de protection individuelle peuvent réduire le risque infection. Étant donné que le chikungunya peut provoquer des épidémies, en particulier pendant la saison des pluies ou les saisons à forte activité de moustiques, il est recommandé de renforcer les mesures de surveillance et de contrôle lors des épidémies afin de réduire la propagation de la maladie.

La dengue est une maladie infectieuse transmise par les moustiques et causée par le virus de la dengue. Elle se propage principalement par la piqûre d'une femelle infectée, Aedes aegypti ou Aedes albopictus. Elle est largement répandue dans les zones tropicales et subtropicales et est principalement distribuée dans certaines villes. Afrique de l'Ouest en Afrique et dans les zones côtières, mais on note une tendance à l'expansion ces dernières années. Après avoir été infectés par la dengue, les patients développent généralement des symptômes après une période d'incubation de 4 à 10 jours. Ces symptômes comprennent une forte fièvre soudaine, des maux de tête sévères, des douleurs rétro-orbitaires, des douleurs musculaires et articulaires sévères, des éruptions cutanées et de légers saignements (tels qu'un saignement des gencives et saignements de nez). La dengue évolue parfois vers une dengue hémorragique sévère ou un syndrome de choc dengue, des formes graves pouvant provoquer des saignements massifs, une défaillance d'organe et même la mort. Le diagnostic de la dengue repose sur des analyses de sang et le traitement consiste principalement en des soins de soutien, comprenant des liquides, une réduction de la fièvre et un soulagement de la douleur. Il n'existe actuellement aucun médicament antiviral efficace ni vaccin largement disponible. La clé pour prévenir la dengue est de contrôler la reproduction des moustiques et d'éviter les piqûres de moustiques, notamment en utilisant un anti-moustique, en installant des moustiquaires aux fenêtres, en portant des vêtements à manches longues, en utilisant des moustiquaires et en éliminant l'eau stagnante. En sensibilisant la communauté et la population aux maladies infectieuses transmises par les moustiques, en promouvant des mesures préventives et en fournissant une éducation aux maladies et des conseils en matière de protection, le risque d'infection peut être réduit et la propagation de l'épidémie peut être contrôlée. En outre, la collaboration transfrontalière devrait être renforcée pour relever conjointement les défis posés par les maladies infectieuses transmises par les moustiques.

2 Questions et réponses sur la prévention des moustiques

1. D'où viennent les moustiques ?

Quatre étapes dans la vie d'un moustique, depuis son œuf, ses larves, sa pupe jusqu'à l'adulte final. Les trois premières étapes se déroulent toutes dans l'eau, l'eau est donc la source de vie des moustiques. Différentes espèces de moustiques ont des préférences différentes pour les types d'eau.

Le moustique le plus courant qui pique les gens à la maison la nuit est le moustique Culex. Ce type de moustique aime les eaux usées, car les eaux usées contiennent beaucoup de matière organique et la matière organique peut facilement servir de terrain fertile pour les moustiques est également appelé moustique des eaux usées. Les larves du moustique Anopheles transmetteur du paludisme vivent dans les ruisseaux, les lisières des marécages, les rizières, les mares temporaires (flaques d'eau), les fossés de drainage, les fosses en pierre, les trous d'arbres, les seaux et les bidons vides, y compris les petits plans d'eau temporaires exposés au soleil, tels que eaux peu profondes au bord des routes. Empreintes de sabots de bétail ou traces de pneus sur les fosses, routes boueuses. L'autre type est le moustique fleur (moustiques Aedes), qui est une espèce de moustique de type conteneur. Il aime l'eau relativement propre et se trouve dans les petits conteneurs, tels que les pneus inutilisés, les bouteilles de Coca-Cola, les bouteilles et les bocaux préférés. On peut voir que l'eau est la véritable « élément vitale » des moustiques. Sans eau, il n'y aurait pas de moustiques. Par conséquent, la lutte contre les moustiques et le contrôle de l'eau passent en premier.

2. Qui les moustiques « aiment-ils » ?

Celui qui a le plus de piqûres de moustiques sur son corps sera sans aucun doute plus « apprécié » par les moustiques ! Parmi les différentes théories qui révèlent quel type de personnes les moustiques préfèrent, la « théorie du groupe sanguin » est particulièrement populaire. Cependant, en fait, il n'existe actuellement aucun résultat de recherche scientifique particulièrement rigoureux et puissant pour prouver cette affirmation. À l'heure actuelle, la conclusion la plus scientifique est que les piqûres de moustiques sont liées au dioxyde de carbone expiré par le corps humain et à certaines molécules de gaz spéciales émises, qui sont tous deux des facteurs importants qui attirent les moustiques. Par conséquent, les aspects suivants sont étroitement liés à la question de savoir qui est le plus susceptible d'attirer les moustiques :

- Les moustiques aiment les personnes ayant des glandes sudoripares développées et une température corporelle élevée
- Les moustiques aiment les personnes fatiguées et qui ont un rythme respiratoire rapide, c'est-à-dire les personnes qui expirent beaucoup de dioxyde de carbone grasses sont plus susceptibles d'être piquées par les moustiques
- Les personnes obèses sont sensibles aux piqûres de moustiques
- Les personnes portant des vêtements sombres sont plus susceptibles d'être piquées par les moustiques
- Les nourrissons et les jeunes enfants ont un métabolisme fort et une fréquence respiratoire rapide et sont particulièrement attirés par les moustiques. Il est préférable d'utiliser des moustiquaires ou des produits anti-moustiques sûrs dans les foyers pour enfants.

3. Comment prévenir les moustiques dans les zones résidentielles ?

3.1 Éliminer les zones de reproduction des moustiques

Il s'agit principalement d'éliminer toutes sortes de déchets et de débris, de nettoyer soigneusement toutes les bouteilles, seaux, bassines et autres récipients susceptibles d'accumuler de l'eau devant et derrière la maison, et de stocker les récipients vides à l'envers pour empêcher la reproduction des moustiques. Divers plans d'eau paysagers extérieurs tels que les bonsaïs, les fontaines et les étangs à poissons doivent être soigneusement nettoyés des débris flottants et l'eau doit être changée fréquemment. Les fossés et les regards dans les zones résidentielles doivent être régulièrement dragués, les fossés de drainage doivent être maintenus exempts d'eau, les puits doivent être scellés et des autocollants anti-moustiques peuvent être utilisés sur les couvercles des regards. Les sous-sols doivent être inspectés régulièrement pour éliminer l'eau accumulée en temps opportun. pour empêcher la reproduction des moustiques. Dégagez régulièrement les trous et les tuyaux de drainage sur le toit de la maison et à d'autres endroits, et nettoyez-les rapidement après la pluie pour éviter l'accumulation d'eau. Changez soigneusement l'eau des vases d'intérieur et des plantes d'arrosage au moins une fois par semaine. Nettoyez soigneusement les plateaux du climatiseur et les plats du fond des pots de fleurs (plateaux) pour recueillir l'eau et couvrez-les avec des couvercles chaque semaine ou remplacez-les ; avec des dispositifs anti-infiltration. Utilisez des siphons de sol de sécurité avec d'autres fonctions pour garder le siphon de sol exempt d'eau et ne pas donner d'espace de vie aux moustiques. Il est préférable de couvrir la poubelle.

3.2 Installez des portes moustiquaires et des fenêtres dans la maison

Des portes moustiquaires et des fenêtres moustiquaires peuvent être installées dans la pièce pour empêcher les moustiques d'entrer. Pendant les périodes de forte incidence de moustiques, une pulvérisation résiduelle d'insecticide peut être appliquée sur les fenêtres moustiquaires pour de meilleurs résultats. Des moustiquaires peuvent être utilisées pour réduire les piqûres au repos du nuit. Les ménages, les unités, les écoles, les chantiers de construction et autres lieux où vivent des personnes doivent installer des portes et des fenêtres moustiquaires pour protéger le personnel. Les maisons doivent installer des portes et fenêtres moustiquaires avec une densité de maille supérieure à 5,0 trous/cm. L'application d'insecticide sur les fenêtres moustiquaires tire parti du phototropisme des moustiques et du principe des médicaments à libération lente. Des insecticides anti-moustiques sont appliqués sur les fenêtres moustiquaires pour former un film protecteur. Les moustiques mourront après avoir été exposés pendant un certain temps. Les ingrédients efficaces contre les moustiques sont généralement des insecticides pyréthrinoïdes, et les formes posologiques comprennent principalement des poudres mouillables, des suspensions, des microcapsules, etc. L'avantage est qu'ils résistent au soleil et au lavage à l'eau et sont efficaces pendant plusieurs mois. De plus, n'utilisez pas de solvants alcalins pour nettoyer les moustiquaires pendant l'utilisation.

3.3 Pulvérisation d'insecticide sur les haies extérieures

La technologie anti-moustique par pulvérisation de haie est une méthode innovante de lutte contre les moustiques en pulvérisant des insecticides sur les haies végétales. Principalement basée sur les caractéristiques des moustiques qui aiment vivre dans des environnements frais avec de la végétation extérieure, des pulvérisations à faible volume sont utilisées pour pulvériser des insecticides à longue action. sur les haies végétales. La surface et l'arrière des feuilles de plantes vertes dans l'environnement environnant du bâtiment peuvent produire des effets de destruction et de répulsion efficaces et à long terme sur les moustiques. La technologie des haies a des exigences spécifiques en matière de médicaments, de formes posologiques, de pulvérisateurs, de sites et de méthodes d'application, etc. Elle doit se concentrer sur les plantes vertes, les arbustes, les forêts de bambous, les ceintures vertes et les haies des deux côtés des routes en dessous de 3 m dans l'environnement de travail. Il est non seulement nécessaire de s'assurer que la surface supérieure des feuilles est recouverte de pesticides, mais également d'essayer d'appliquer les médicaments sur le côté ombragé des branches et des feuilles de la végétation où habitent les moustiques. Par conséquent, la buse doit pulvériser uniformément vers le haut d'un angle de 30 degrés de bas en haut, de sorte que les feuilles soient mouillées mais ne dégoulinent pas. Afin de garantir l'efficacité d'adhésion des particules de brouillard sur la surface des feuilles, il ne doit y avoir aucune pluie évidente ni irrigation par aspersion sur les feuilles dans les 12 heures suivant l'application. La technologie anti-moustique de pulvérisation de haies peut non seulement être appliquée dans les lieux publics tels que les parcs, les lieux de travail, les communautés, etc., mais également dans les jardins familiaux et les cours pour former une barrière anti-moustique et réduire le risque de reproduction et de piqûres de moustiques.

3.4 Un spray spatial tue rapidement les moustiques adultes

Les pulvérisations spatiales (y compris les pulvérisations à très faible volume et les brouillards thermiques) ne sont pas persistantes et ne conviennent que pour tuer rapidement les environnements à haute densité de moustiques adultes. Le cycle de pulvérisation à très faible volume est déterminé sur la base des résultats de densité de moustiques surveillés. Lorsque la densité de moustiques dépasse l'indicateur de contrôle prédéterminé ou les réglementations correspondantes, des mesures de pulvérisation à très faible volume doivent être prises pour réduire la densité de moustiques pendant la période de pointe d'activité des moustiques, par exemple en ciblant les moustiques Aedes, l'application par pulvérisation doit être effectuée entre 7h et 10h et entre 16h et 19h. Les formes posologiques adaptées à la pulvérisation à très faible volume comprennent principalement les pulvérisations à très faible volume, les agents aqueux et les agents de suspension. Le spray à très faible volume produit des gouttelettes de brouillard plus fines et convient à une utilisation dans des environnements fermés (tels que des salles de conférence, des restaurants, etc.), ou lorsque la densité de moustiques dans l'environnement extérieur est élevée et que les conditions météorologiques sont appropriées (vitesse du vent inférieure à niveau 3, pas de pluie). Évitez les personnes et les animaux domestiques sur place lors de la pulvérisation. Le smog thermique nécessite l'utilisation de machines à smog thermique et d'aérosols spéciaux. Il cible principalement les espaces relativement confinés, tels que les égouts, les fosses septiques, les vide-ordures et autres environnements fermés complexes, ainsi que la végétation haute et dense, ce qui rend difficile son élimination. effectuer une pulvérisation résiduelle et a une densité élevée de moustiques. Des endroits tels que des entrepôts, des égouts, des buissons, des forêts densément plantées, etc. peuvent utiliser des nébulisateurs thermiques pour fumiger et tuer rapidement les moustiques adultes.

3.5 Utilisation correcte des insecticides hygiéniques à l'intérieur

Tout d'abord, vous pouvez utiliser des serpentins anti-moustiques (il est recommandé d'utiliser du liquide pour serpentins anti-moustiques électriques et des feuilles de serpentins anti-moustiques électriques). Avant de vous coucher à la tombée de la nuit, allumez les serpentins anti-moustiques dans une pièce fermée pendant 1 heure, puis ouvrez les fenêtres pour aérer (les moustiquaires doivent être fermées). L'encens anti-moustique peut également être placé face au vent dans un endroit aéré pour éloigner les moustiques. Lorsque vous utilisez des serpentins anti-moustiques électriques, veillez à utiliser en toute sécurité les comprimés, les médicaments liquides et les appareils de chauffage. Si vous voulez tuer les moustiques, vous pouvez fermer les portes et les fenêtres et allumer les serpentins anti-moustiques pendant 2 à 4 heures. Après avoir fermé les portes et les fenêtres, les gens quitteront la pièce. Les serpentins anti-moustiques seront libérés dans une certaine mesure et pourront tuer les moustiques.

Deuxièmement, vous pouvez également utiliser des aérosols insecticides. Au crépuscule, lorsque les moustiques sont les plus actifs, les aérosols peuvent être plus efficaces. Lorsque vous utilisez des aérosols insecticides, essayez de ne pas les vaporiser directement sur les vêtements, les draps, les meubles, la peau ou la vaisselle , et essayez de ne pas laisser les nourrissons et les jeunes enfants entrer en contact avec les aérosols insecticides. Lorsque vous utilisez des aérosols insecticides, veillez à les pulvériser dans l'air sous un angle de 45° pour les insectes volants comme les mouches et les moustiques. Après la pulvérisation, il est préférable de fermer les portes et les fenêtres pendant une demi-heure à une heure, puis d'ouvrir les fenêtres pour aérer. Les aérosols d'insecticides sont faciles à utiliser, mais une pulvérisation excessive à long terme peut être toxique pour le corps humain. Vous devez donc faire attention à la sécurité lorsque vous utilisez des aérosols d'insecticides à l'intérieur pour éviter les intoxications. Soyez prudent lorsque vous utilisez des pesticides dans la cuisine et gardez les aliments et les ustensiles à l'écart avant de pulvériser et loin des sources d'incendie. Si vous vaporisez accidentellement le liquide sur votre peau, rincez-le immédiatement.

4. Comment réduire les piqûres de moustiques en extérieur ?

4.1 Portez des vêtements de couleur claire lors des activités de plein air

Lorsque vous vous déplacez dans des zones où il y a beaucoup de moustiques, essayez de porter des vêtements à manches longues et des chaussettes de couleur claire. Cela réduira non seulement le contact humain avec les moustiques, mais les moustiques sentiront également que l'humidité de la peau humaine est réduite et les substances volatiles présentes sur la peau de la surface sera réduite, ce qui réduira également les piqûres.

4.2 Utilisez différents types d'anti -moustiques

Un répulsif est un médicament appliqué sur les parties exposées du corps pour repousser les moustiques. Choisissez un produit anti-moustique efficace tel que le DEET ou le DEET. Il peut être appliqué sur la peau exposée, comme les bras, le visage, le cou, les mollets, etc. Faites attention au temps de protection efficace de chaque produit. Passé ce délai, il doit être réappliqué. Faites également attention à savoir si vous avez des allergies. L'efficacité du médicament est liée à la quantité d'activité et à la transpiration. Si vous êtes à l'extérieur, la durée de l'effet du médicament peut être raccourcie, vous devez donc l'appliquer à temps. Il est déconseillé aux bébés de moins de 2 mois d'utiliser un anti-moustique et de n'utiliser qu'une protection physique. Lorsqu'il est utilisé par des enfants, vaporiser d'abord sur les mains, puis appliquer sur la surface de la peau pour éviter de pénétrer dans la bouche. De plus, des méthodes telles que la pulvérisation de vitamine B1 sur la peau, la consommation d'ail, le port de bracelets et de patchs anti-moustiques, l'échographie sur téléphone portable et la mise en place d'herbe anti-moustique n'ont aucun effet anti-moustique fiable.

5. Comment choisir et utiliser correctement les produits anti-moustiques ?

5.1 Les anti- moustiques doivent avoir « trois certificats »

En Chine, les anti-moustiques, les liquides anti-moustiques, les comprimés d'encens anti-moustiques, l'encens anti-moustique et les aérosols insecticides à effet insecticide appartiennent tous au champ d'application de la gestion des pesticides. Les produits nationaux doivent obtenir les « trois certificats » (c'est-à-dire le numéro de certificat d'enregistrement du pesticide, le pesticide) norme de production L'efficacité et la sécurité des produits ne peuvent être efficacement garanties que si le produit possède un numéro de document et un numéro de norme d'application, clairement indiqués sur l'emballage.

5.2 Regardez les ingrédients pour comprendre la toxicité

Les répulsifs anti-moustiques actuellement sûrs et efficaces comprennent : le DEET, l'hydroxypipérate (également connu sous le nom d'icaridine, picaridine), l'huile essentielle d'eucalyptus citronné (OLE) et l'insectifuge (également connu sous le nom d'immonine, IR3535, BAAPE). Le DEET est reconnu dans le monde entier comme la référence en matière de répulsifs anti-moustiques. Les nourrissons de moins de 2 mois ne devraient pas utiliser de DEET, et le DEET ne devrait pas être exposé à une peau endommagée. Le DEET est moins irritant, ne pénètre pas dans la peau et n'a aucune restriction d'utilisation chez les enfants. L'huile essentielle d'eucalyptus citronné ne doit pas être utilisée chez les enfants de moins de 3 ans. Il est à noter que certaines eaux de toilette anti-démangeaisons ou sprays cutanés à base de plantes ne sont pas étiquetés avec les « trois certificats » et ne contiennent pas les ingrédients anti-moustiques mentionnés ci-dessus, leur effet anti-moustique ne peut donc pas être garanti.

5.3 Utiliser selon les instructions du produit

Afin d'éviter les intoxications ou les réactions indésirables, tous les produits doivent être utilisés en stricte conformité avec les méthodes recommandées dans les instructions du produit, afin de protéger le corps humain et de repousser les moustiques. Par exemple, les répulsifs doivent être appliqués sur la peau exposée, en particulier derrière les oreilles, le cou et d'autres parties, pour éviter que le médicament ne pénètre dans les yeux et la bouche. Généralement, un anti-moustique doit être appliqué toutes les 2 à 4 heures dans les environnements extérieurs.

6. Comment éviter les piqûres de moustiques en sortant ?

Pour prévenir les piqûres de moustiques, il est généralement recommandé de porter des vêtements à manches longues et des pantalons de couleur claire lorsque vous sortez et d'appliquer un anti-moustique sur la peau exposée. Les anti-moustiques contenant du

DEET, de l'hydroxypipérate, de l'huile essentielle d'eucalyptus citronné, du DEET et d'autres ingrédients sont efficaces. Dans les zones d'endémie palustre, le DEET à une concentration supérieure à 10 % peut être utilisé. L'anti-moustique est généralement appliqué sur les parties exposées telles que les bras et les jambes, notamment derrière les oreilles et le cou, qui sont sujettes aux piqûres de moustiques. Le temps de protection du répulsif général contre les moustiques est de 3 à 4 heures. Plus la concentration est élevée, plus le temps de protection est long. Certaines personnes transpirent davantage et le temps de protection sera réduit. Si la densité de moustiques dans l'environnement extérieur est extrêmement élevée, des vêtements à manches longues, des pantalons longs et des chaussettes qui ont été traités (par exemple trempés) avec des insecticides pyréthrinoïdes peuvent fournir une protection plus efficace si possible.

7. Quelle est la meilleure façon de prévenir et de contrôler les moustiques ?

Il existe de nombreuses méthodes anti-moustiques couramment utilisées, mais vous devez maîtriser les méthodes de fonctionnement correctes et faire attention à votre propre sécurité. Le moyen le meilleur et le plus complet de prévenir les moustiques est la gestion environnementale. Le premier élément de la gestion environnementale consiste à éliminer l'eau stagnante. La seconde concerne les méthodes physiques plus sûres telles que les moustiquaires, les tapettes anti-moustiques et les pièges à moustiques ; enfin, les méthodes chimiques telles que les serpentins anti-moustiques, les aérosols, les répulsifs et les sprays sont choisies. Étant donné que les moustiques peuvent développer une résistance aux insecticides, des insecticides contenant différents ingrédients doivent être utilisés en rotation pour obtenir de meilleurs résultats.

Par conséquent, le moyen le plus sûr de prévenir les moustiques à la maison est bien sûr des méthodes physiques, telles que l'installation de fenêtres moustiquaires, la suspension de moustiquaires, l'utilisation de lampes anti-moustiques et de tapettes anti-moustiques électriques. La résistance des voies respiratoires des personnes âgées et des nourrissons est faible, donc elle est faible. Il est préférable d'utiliser des méthodes physiques.

8. Comment l'unité empêche-t-elle les moustiques ?

Le traitement des sites de reproduction est une base importante pour la lutte contre les moustiques, et il est nécessaire de mener des activités approfondies pour nettoyer les sites de reproduction des moustiques. Sur la base d'une gestion globale des sites de reproduction, divers pesticides biologiques et chimiques devraient être utilisés de manière rationnelle.

1. **Dégagement des zones de reproduction** : cela comprend principalement l'élimination de toutes sortes de déchets et de débris, le nettoyage minutieux de toutes les bouteilles, seaux, bassins et autres

récipients susceptibles d'accumuler de l'eau devant et derrière la maison, et le stockage des récipients vides à l'envers pour empêcher les moustiques de la reproduction. Divers plans d'eau paysagers extérieurs tels que les bonsaïs, les fontaines et les étangs à poissons doivent être soigneusement nettoyés des débris flottants et l'eau doit être changée fréquemment. Les fossés et les regards extérieurs doivent être débouchés régulièrement, les fossés de drainage doivent être maintenus exempts d'eau, les puits doivent être scellés et des autocollants anti-moustiques peuvent être utilisés sur les couvercles des regards. Les sous-sols doivent être inspectés régulièrement pour éliminer l'eau accumulée en temps opportun afin de prévenir la reproduction de moustiques. Les trous et les tuyaux de drainage sur les toits des bâtiments résidentiels et autres endroits doivent être débouchés régulièrement et doivent être nettoyés rapidement après la pluie pour éviter l'accumulation d'eau.

2. **Contrôle biologique** : les fontaines, les piscines et autres grands plans d'eau qui ne peuvent pas être évacués peuvent utiliser des méthodes biologiques de lutte contre les moustiques et élever des espèces de poissons capables d'avaler des larves de moustiques, telles que les poissons en osier, les poissons rouges, les carpes, les carpes, les poissons combattants chinois, Carassin africain, etc. Pour atteindre l'objectif de tuer les moustiques. Des larvicides biologiques contre les moustiques tels que Bacillus thuringiensis ou Bacillus sphaeroides peuvent également être utilisés.

3. **Lutte chimique** : sous la direction de techniciens professionnels, une pulvérisation résiduelle est effectuée sur les zones clés pour tuer les moustiques adultes, en particulier le dos des feuilles des plantes vertes autour de la résidence, à l'aide de formulations en suspension de microcapsules d'insecticides pyréthrinoïdes. La pulvérisation offre une protection durable contre les moustiques. (Environ 15 jours). Pour les eaux stagnantes ou les plans d'eau qui ne peuvent pas être éliminés, ainsi que les plans d'eau paysagers extérieurs tels que les puits, les égouts, les fontaines, etc. qui ne peuvent pas être scellés, mettez des larves anti-moustiques. Pour les endroits à forte densité de moustiques adultes, un spray à très faible volume ou de la fumée chaude peut être utilisé pour un traitement de destruction rapide pendant les heures de pointe d'activité des moustiques adultes afin de tuer rapidement les moustiques adultes.

9. Comment éliminer les zones de reproduction des moustiques ?

Les moustiques ne peuvent pas se reproduire sans eau, alors essayez d'éliminer autant que possible toutes sortes d'eau stagnante dans le milieu de vie. Par exemple, les tranchées sur les chantiers de construction, les puits d'égouts, les sous-sols et les puits de drainage profonds, les réservoirs, les trous de pilotis, les nids-de-poule, divers équipements et pots en plein air, les sacs en plastique dispersés, la vaisselle jetable, etc. Les déchets et autres débris accumulent facilement de l'eau et sont un terrain fertile pour les moustiques, les détails comme suit :

1. Retournez les pots et les bocaux pour éliminer l'eau inutilisée. Retirez les conteneurs mis au rebut. Les conteneurs temporairement inutilisés doivent être retournés un par un.

2. Éliminez les points morts sanitaires et les déchets. Ceintures vert clair et divers angles morts sanitaires, notamment les films plastiques, les contenants en plastique jetables et autres contenants sujets à l'accumulation d'eau.

3. Gardez l'eau potable ou les récipients fonctionnels à l'écart de l'eau stagnante. Les récipients d'eau potable ou les récipients fonctionnels qui accumulent de l'eau doivent être hermétiquement couverts et l'eau doit être changée tous les 5 à 7 jours.

4. Pour les vases contenant des plantes aquatiques, changez l'eau tous les 5 à 7 jours, rincez les racines des plantes et lavez soigneusement la paroi intérieure du récipient.

5. Gérer les pneus. Les pneus doivent être soigneusement empilés et stockés à l'intérieur ou dans un endroit abrité de la pluie. S'ils doivent être empilés à l'extérieur, ils doivent être étroitement recouverts d'un tissu imperméable pour empêcher l'eau de pluie de s'accumuler.

6. Gestion des tubes de bambou dans les trous d'arbres. Les trous d'arbres et les tubes de bambou dans le milieu de vie doivent être bloqués avec du sable gris, ou la méthode des « dix » machettes doit être utilisée sur les tubes de bambou avec des racines laissées, afin que les fissures n'accumulent plus d'eau. L'aisselle des feuilles de certaines plantes tropicales peut également accumuler de l'eau et nécessiter une inspection régulière.

7. Inspectez et éliminez régulièrement l'eau accumulée dans les puits de télécommunications, d'électricité, de gaz, d'eau, d'eau de pluie et d'égouts. Pour les eaux stagnantes difficiles à éliminer temporairement, des médicaments peuvent être utilisés pour lutter contre les larves de moustiques.

Bref, s'il n'y a pas d'eau stagnante, il n'y aura pas de moustiques. Ce n'est qu'en prenant bien soin de l'eau stagnante de l'environnement que nous pourrons vivre une vie silencieuse sans « moustiques ».

3 Historique de l'élimination du paludisme en Chine

et expérience de la Chine en matière d'application et de promotion de l'élimination du paludisme en Afrique

Le paludisme, une maladie parasitaire causée par des parasites, plasmodium dans le corps humain peut être transmise par la piqûre de moustiques anophèles femelles infectés ou par des transfusions sanguines, qui était autrefois l'un des problèmes de santé publique les plus importants en Chine, constituant une grave menace à long terme pour la santé et la sécurité de la population et affectant le développement socio-économique. Dans les années 1950, la Chine comptait 1 829 comtés (districts) où le paludisme était endémique, soit environ 80 % du nombre de comtés (districts) de l'époque, et le nombre de cas de paludisme était l'un des plus élevés de toutes les maladies infectieuses, avec une incidence annuelle du paludisme de plus de 30 millions de personnes et un taux de mortalité d'environ 1 % lorsque l'épidémie était la plus grave. Au cours des plus de 70 ans qui se sont écoulés depuis la fondation de la Chine nouvelle, la Chine a formulé et mis en œuvre des mesures complètes de prévention et de contrôle, et les cas d'infection par le paludisme indigène ont diminué rapidement, la portée de l'épidémie se réduisant considérablement, et le nombre de cas de paludisme transmis par des moustiques vecteurs indigènes en Chine est tombé à zéro en 2017, d'après le rapport annuel. Le 30 juin 2021, l'OMS a annoncé que la Chine a réussi à éliminer le paludisme, après avoir éliminé la variole, la polio, la filariose lymphatique et le tétanosnéonatal, et que le 26 avril est la journée nationale du paludisme en Chine.

1. Histoire épidémiologique du paludisme en Chine

Le paludisme est communément appelé «maladie du miasme», «peste du miasme» et «vaciller». Quatre types de paludisme humain (Plasmodium falciparum, Plasmodium vivax, Plasmodium trichiura et Plasmodium ovale) sont répandus en Chine. Les manifestations cliniques typiques sont des frissons périodiques, de la fièvre, des sueurs, une hépatosplénomégalie et une anémie. Les symptômes du paludisme grave sont dangereux et conduisent souvent à la mort. Selon les archives, le mot «paludisme» a été enregistré en Chine dès 1562-1066 avant J.-C. sur des os d'oracle et des inscriptions en bronze des dynasties Yin et Shang. Avant la fondation de la Chine nouvelle, le paludisme menaçait plus de 350 millions de personnes sur une population estimée à 450 millions, et l'on comptait au moins 30 millions de cas de paludisme par an, avec plus de 300 000 décès dus au paludisme. La Chine a connu deux grandes épidémies de paludisme au début des années 1960 et au début des années 1970, avec un pic en 1970, lorsque l'incidence du paludisme dans le pays a atteint plus de 24 millions de personnes. Avec les progrès de la prévention et du traitement, la capacité de prévention, de contrôle et de traitement du paludisme en Chine s'est considérablement améliorée, et le fardeau de la maladie a été considérablement réduit. En 2016, la Chine a signalé le dernier cas de paludisme d'origine locale.

2. L'élimination du paludisme en Chine

Le paludisme est l'une des maladies infectieuses dont la prévalence est la plus ancienne et l'un des risques les plus graves en Chine. Ce processus d'élimination se déroule en cinq phases : enquête ciblée et phase de contrôle (1949-1959), contrôle des épidémies graves (1960-1979), réduction de la morbidité (1980-1999), consolidation des résultats de la prévention et du traitement (2000-2009) et élimination du paludisme (2010-2020), l'objectif de l'élimination du paludisme étant enfin atteint.

2.1 Phase d'enquête et de prévention ciblée (1949-1959)

À ce stade, la Chine a fait du paludisme l'une des maladies à contrôler et à éliminer dans un délai limité, et l'a inclus dans la liste des maladies infectieuses légalement déclarées. Des institutions spécialisées dans la prévention et le traitement du paludisme ou des maladies parasitaires ont été créées les unes après les autres dans diverses régions pour mener des enquêtes et des travaux de prévention et de traitement, et dans les zones épidémiologiques clés, le dépistage et le traitement universels, le traitement anti-rechute de printemps et les travaux de contrôle et d'élimination des moustiques ont été largement mis en œuvre. Depuis les années 1950, les autorités sanitaires chinoises s'efforcent de localiser et d'arrêter la propagation du paludisme en fournissant des médicaments antipaludéens prophylactiques aux personnes exposées au risque de paludisme et en traitant les patients. La Chine a également déployé des efforts considérables pour réduire les sites de reproduction des moustiques et a intensifié la pulvérisation d'insecticides dans les habitations dans certaines régions.

2.2 Phase de contrôle des épidémies graves (1960-1979)

Sur la base des enquêtes et des priorités de prévention et de traitement des années 1950, la Chine a progressivement mis en place une prévention et un traitement planifiés et complets du paludisme. Au début des années 1960 et au début des années 1970, deux grandes épidémies de Plasmodium vivax sont survenues dans les plaines de Huang-Huai et de Jiang-Han, qui sont situées dans la région centrale.

Au cours de cette période, la Chine a suivi les principes d'adaptation aux conditions locales et de classification et d'orientation, en adoptant principalement la stratégie de prévention et de contrôle consistant à prendre des médicaments pour l'ensemble de la population et à contrôler la source d'infection dans les régions où le paludisme était gravement endémique, ce qui comprenait des médicaments préventifs pour l'ensemble de la population pendant la saison épidémique (des professionnels remettaient les médicaments à chaque personne et vérifiaient qu'elle les prenait avant de partir), ainsi que des mesures «une prévention, trois traitements et une suppression maximale» pour prévenir et éliminer les moustiques, éradiquer le traitement pendant la période de repos, traiter les patients souffrant de maladies existantes, examiner et traiter les patients atteints de fièvre et contrôler le paludisme chez les personnes au cours de la saison épidémique. Les mesures de prévention «une prévention, trois traitements et un pic de suppression» ont été utilisées pour contrôler les épidémies de paludisme à grande échelle, et un mécanisme régional de prévention et de contrôle du paludisme a été mis en place pour contrôler les épidémies de paludisme à grande échelle et réduire considérablement la morbidité et la mortalité dues au paludisme.

2.3 Phase de réduction de la morbidité (1980-1999)

Après des phases initiales de prévention et de contrôle complets, la situation épidémiologique du paludisme en Chine a changé de manière significative. Étant donné que Plasmodium vivax est toujours largement répandu dans les zones endémiques du pays, tandis que la portée du paludisme à Plasmodium falciparum s'est réduite, la Chine a adopté différentes mesures globales de prévention et de contrôle basées sur les caractéristiques des épidémies de paludisme dans les différentes zones de distribution des vecteurs et sur les caractéristiques biologiques des différents vecteurs, en mettant en place un système de contrôle microscopique du Plasmodium chez les patients fébriles et en adoptant des mesures telles que l'imprégnation généralisée des moustiquaires de lit avec des médicaments et la pulvérisation d'insecticide à effet rémanent à l'intérieur des habitations. En 1995, la transmission du paludisme à falciparum a été stoppée avec succès dans la zone des moustiques anophèles en Chine centrale et, en 1999, 1 321 comtés (villes) du pays ont atteint la norme de « élimination de base du paludisme»à la suite d'une évaluation au niveau provincial.

2.4 Phase de consolider des résultats de prévention et de traitement (2000-2009)

Au cours de cette période, les épidémies de paludisme ont été maîtrisées dans la plupart des régions du pays et deux mesures intensives ont été mises en œuvre, à savoir l'extension de l'éradication pendant la période de repos et l'administration de médicaments préventifs aux personnes vivant dans des zones clés pendant la saison de transmission, principalement en réponse à la résurgence des épidémies de paludisme et aux flambées locales dans la plaine de Huanghuai, afin de renforcer le diagnostic rapide du paludisme et le traitement standardisé, et de prendre des mesures globales, telles que la lutte antivectorielle et l'éducation à la santé. 2003 a vu la création du système national de gestion de l'information pour le signalement des maladies infectieuses (NIRIMS). «En 2003, le système national de gestion de l'information pour la notification des maladies infectieuses a été mis en place et les localités ont été tenues de signaler les cas de paludisme par Internet dans les 24 heures suivant leur découverte ; en 2008, la résurgence de l'épidémie dans la plaine de Huanghuai et les foyers localisés ont été efficacement contrôlés ; en 2009, la transmission locale de Plasmodium falciparum a été interrompue dans la province de Hainan et, pour la troisième année consécutive, aucun cas de paludisme n'a été signalé dans 1 687 comtés (villes et districts) du pays, seuls quatre d'entre eux ayant signalé des cas de paludisme. En 2009, la transmission locale du paludisme à falciparum a été stoppée dans la province de Hainan, et 1 687 comtés (villes et districts) du pays n'ont signalé aucun cas de paludisme pendant trois années consécutives, seuls quatre comtés ayant un taux d'incidence supérieur à 10 pour 10 000 habitants.

2.5 Phase d'élimination du paludisme (2010-2020)

La certification de l'élimination du paludisme désigne la reconnaissance officielle par l'OMS qu'un pays est exempt de paludisme. L'OMS octroie cette certification quand un pays a prouvé, au moyen de données rigoureuses et crédibles, que la chaîne de transmission locale de tous les parasites du paludisme humain a été interrompue dans le pays entier pendant une période correspondant au moins aux 3 dernières années consécutives et qu'un système de surveillance et de riposte pleinement opérationnel est en place pour prévenir le rétablissement d'une transmission autochtone. Le processus de certification de l'élimination du paludisme est volontaire et peut seulement être lancé une fois qu'un pays en a fait la demande officielle au DG de l'OMS.

En 1999, 1 321 comtés (villes) en Chine avaient atteint la norme de l'élimination de base du paludisme, grâce à une évaluation au niveau provincial. En 2010, le taux d'incidence du paludisme dans 95 % des 24 provinces endémiques était tombé à moins de 1 pour 10 000. 2010 a vu le lancement du Plan d'action pour l'élimination du paludisme en Chine (2010-2020), qui a divisé les comtés endémiques du pays en quatre catégories pour mettre en œuvre des stratégies de contrôle renforcé ou d'élimination. 2011 a vu la création du «Système national de gestion de l'information sur la prévention et le contrôle des maladies parasitaires». En 2012, les autorités sanitaires chinoises ont résumé et présenté la stratégie «Tracer les indices, compter les sources» et les normes de travail «1-3-7» pour l'élimination du paludisme. 2015, l'OMS a publié le Rapport mondial sur le paludisme, qui incluait la Chine dans la phase d'élimination du paludisme. En 2016, les 24 provinces endémiques ont mis en place des laboratoires provinciaux de référence pour le diagnostic du paludisme et, en 2017, le pays a atteint l'objectif d'élimination du paludisme pour la première fois en n'enregistrant aucun cas indigène de primo-infection palustre, après n'avoir signalé aucun cas indigène de paludisme pendant quatre années consécutives. La Chine a lancé sa certification «sans paludisme» en novembre 2020 et, le 30 juin 2021, elle a été certifiée par l'Organisation mondiale de la santé comme ayant éliminé le paludisme.

3. Enseignements tirés de l'expérience de la Chine dans l'élimination du paludisme

Au fil des ans, la Chine a toujours adhéré au mécanisme de travail, coopération multisectorielle, prévention et traitement scientifiques, et participation de la société dans son ensemble, dans la prévention et le contrôle du paludisme, préservant ainsi la santé du public et promouvant le développement socio-économique. De nombreux enseignements précieux peuvent être tirés de cette expérience. La section suivante décrit les pratiques d'élimination du paludisme en Chine en termes d'organisation gouvernementale, de recherche innovante, de stratégies d'élimination, de méthodes thérapeutiques, de participation communautaire, de coopération internationale, etc., en vue de fournir des preuves scientifiques et des références théoriques pour consolider les résultats de l'élimination du paludisme et diffuser l'expérience de la Chine.

3.1 Soutien durable aux programmes nationaux de lutte contre le paludisme et d'élimination de la maladie, sous l'égide des pays concernés

Le gouvernement central et tous les niveaux de gouvernement ont continué à améliorer les mécanismes de travail et à clarifier les responsabilités des différents départements ; en 1956, le projet de programme national de développement agricole pour 1956-1967 a été promulgué, faisant du paludisme l'une des principales maladies à éliminer dans un délai donné. Depuis lors, le paludisme a été inclus dans la loi de la République populaire de Chine sur la prévention et le contrôle des maladies infectieuses et dans la loi de la République populaire de Chine sur l'hygiène et la quarantaine à la frontière de l'État, en tant que maladie infectieuse faisant l'objet d'une déclaration statutaire, d'une quarantaine et d'une prévention et d'un contrôle clés. Au fil des ans, l'État a introduit et formulé un certain nombre de politiques, de plans et de normes techniques pour l'élimination du paludisme, en plaçant le contrôle des sources infectieuses au centre et le travail de surveillance au premier plan, en guidant les localités pour qu'elles mènent le travail d'élimination du paludisme de manière scientifique et en fournissant un financement par de multiples canaux.

Le succès de la Chine dans l'éradication du paludisme n'aurait pas été possible sans l'engagement politique inébranlable du gouvernement à tous les niveaux pour éliminer le paludisme sur une période de 70 ans. La première stratégie chinoise de lutte contre le paludisme, publiée en 1951, stipulait que le gouvernement devait considérer la lutte contre le paludisme comme une «tâche centrale» du gouvernement et que tous les efforts devaient être faits pour réduire le fardeau du paludisme en Chine, et en 1956, l'objectif national d'élimination du paludisme a été incorporé dans la stratégie agricole et de développement de la Chine. En 1957, des stations de contrôle du paludisme avaient été créées dans 70 comtés et villes, et des programmes pilotes de contrôle du paludisme avaient été mis en œuvre dans un certain nombre de provinces. Les efforts déployés par la Chine pour lutter contre la pauvreté ont permis d'améliorer considérablement le logement, les conditions de vie, les communications et l'accès aux soins de santé, et ont également joué un rôle important dans l'élimination du paludisme, en particulier dans les zones rurales. Les efforts de lutte contre la pauvreté ont commencé en 1949, lors de la fondation de la République populaire de Chine, et ont été étendus à la fin des années 1970. Ces dernières années, les efforts de réduction de la pauvreté ont encore été renforcés. L'engagement de la Chine en faveur d'une couverture sanitaire universelle a également été un facteur de réussite. L'État fournit gratuitement à la population un ensemble de services de santé publique de base; cela inclut, entre autres, l'accès à des services abordables de diagnostic et de traitement du paludisme pour tous, indépendamment de leur statut juridique ou de leur situation économique. Comme le souligne le document du Conseil d'État intitulé Healthy China 2030, publié en 2016, la Chine continuera d'améliorer les services préventifs et curatifs en réduisant les frais à la charge des patients, en investissant davantage dans les services de santé publique et en renforçant la formation du personnel de santé.

3.2 Amélioration du mécanisme commun de prévention et de contrôle et renforcement des capacités de prévention et de contrôle du paludisme

La Chine a également connu des interruptions dans les mesures de lutte contre le paludisme en raison de catastrophes naturelles et de troubles sociaux, ainsi que de difficultés économiques nationales, d'un manque de fonds pour la prévention et le traitement, et de l'absence d'un bon système de soins de santé primaires, ce qui a entraîné des épidémies récurrentes de paludisme. Au début des années 1960 et au début des années 1970, deux épidémies majeures de Plasmodium vivax ont été signalées dans les plaines de Huanghuaihai et de Jianghan et dans d'autres régions, avec un nombre record de plus de 27 millions de cas. Il s'agit là d'une leçon profonde: en l'absence de mesures de prévention et de contrôle durables, de mécanismes conjoints de prévention et de contrôle et de recherche scientifique combinée à des pratiques de prévention et de contrôle, même s'il est mieux contrôlé à ce moment-là, il rebondira. C'est précisément grâce à ces enseignements qu'une série d'expériences de lutte contre le paludisme ont été développées en Chine, notamment la stratégie «d'adaptation aux conditions locales, de classification et d'orientation, de mise en évidence des points clés et de répétition de la lutte», le mécanisme de prévention et de contrôle conjoints et le principe des « deux médicaments complets ». Premièrement, la population infectée commence à prendre des médicaments dès l'apparition du paludisme et, afin d'éviter les récidives, elle prend à nouveau des médicaments avant l'arrivée de la saison épidémique de l'année suivante, ce qui équivaut à tuer à nouveau le Plasmodium, c'est-à-dire que toute la population prend les médicaments pour éradiquer le paludisme pendant la période de repos. Deuxièmement, toute la population prend les médicaments pour prévenir le paludisme pendant la saison épidémique, c'est-à-dire que toute la population prend les médicaments pour prévenir le paludisme pendant la période épidémique)» des mesures préventives, et «une prévention, Trois traitements et une pression maximale (La première consiste à prévenir et à combattre les moustiques et à sensibiliser les habitants à l'autoprotection; les trois traitements font référence au traitement régulier des patients présentant des symptômes existants, au nettoyage et à l'éradication étape par étape pendant la période de repos ; et la pression maximale fait référence au dosage préventif pendant la saison épidémique)» les mesures de prévention et de contrôle.

Dans un article sur l'expérience de la Chine, l'Organisation mondiale de la santé écrit : « L'une des principales caractéristiques du mode de fonctionnement de la Chine est qu'il existe des institutions similaires à tous les niveaux, de la capitale aux provinces, en passant par les villes, les comtés, les communes et les villages. Si le gouvernement central formule une politique, celle-ci est vigoureusement mise en œuvre à tous les niveaux ». La collaboration multisectorielle efficace a été un autre élément déterminant du succès. En 2010, 13 ministères – dont ceux responsables de la santé, de l'éducation, des finances, de la recherche et des sciences, du développement, de la sécurité publique, de l'armée, de la police, du commerce, de l'industrie et des technologies de l'information, des médias et du tourisme – ont signé un accord dans lequel ils s'engagent à agir de concert pour mettre un terme au paludisme à l'échelle nationale. Ils ont établi ensemble le Plan d'action de la Chine pour l'élimination du paludisme (2010-2020), dans lequel s'inscrit le programme national d'élimination du paludisme. « Nous avons réalisé que, pour atteindre les objectifs de lutte antipaludique, il fallait coopérer avec tous les ministères concernés et associer l'ensemble de la société à notre action » note He Qinghua, Directeur général adjoint du Bureau de prévention et de lutte contre les maladies à la Commission nationale chinoise de la santé. Placé sous la direction des administrateurs des provinces, des comtés et des municipalités, ce partenariat multisectoriel a contribué efficacement à l'élimination du paludisme et continuera de jouer un rôle essentiel dans la prévention du rétablissement de la transmission en Chine.

Le personnel de lutte contre les maladies en première ligne, le personnel chargé des tests en laboratoire et le personnel médical clinique constituent la force de base de la prévention et de la lutte contre le paludisme ; depuis la création de stations de lutte contre le paludisme (instituts) chargées de mener des enquêtes clés et des travaux de prévention et de lutte, jusqu'à la mise en place progressive d'un réseau solide de tests et de surveillance du paludisme basé sur les réseaux de santé primaire au niveau des comtés et des villages, la mise en œuvre de toutes les mesures de prévention et de lutte ne peut se faire sans une équipe de prévention et de lutte systématique et stable. Actuellement, des formations sont organisées chaque année dans tout le pays, notamment sur la détection du paludisme aux points d'entrée, le diagnostic et le traitement du paludisme dans les établissements médicaux, l'enquête épidémiologique menée par les centres de contrôle et de prévention des maladies et la gestion des épidémies ; la formation est organisée chaque année par niveau, et des conseils techniques et des concours de compétences sont organisés sur place afin de promouvoir le maintien et la mise à jour des compétences du personnel professionnel et technique. L'État a successivement mis en place des laboratoires provinciaux de référence pour le diagnostic du paludisme dans 24 provinces endémiques, chacun d'entre eux disposant d'au moins un expert certifié par l'Organisation mondiale de la santé en microscopie.

3.3 Recherche innovante, renforcement des capacités et développement d'un large éventail de programmes et d'outils de prévention et de contrôle du paludisme

Engagée dans la lutte contre le paludisme depuis 70 ans, la Chine a toujours joué un rôle de premier plan en matière d'innovation et mis en place de nouveaux outils et stratégies pour vaincre la maladie. En 1967, le gouvernement chinois a lancé le « projet 523 », un programme de recherche visant à trouver de nouveaux traitements contre le paludisme. Cette initiative nationale, à laquelle plus de 500 scientifiques issus de 60 institutions ont participé, a conduit dans les années 1970 à la découverte de l'artémisinine – le composé de base des associations thérapeutiques à base d'artémisinine, les médicaments antipaludiques les plus efficaces utilisés actuellement. La professeure chinoise Youyou Tu a reçu en 2015 le prix Nobel de physiologie ou médecine en reconnaissance de sa contribution à la découverte de l'artémisinine. À partir des années 1980, la Chine a été l'un des premiers pays à tester intensivement les moustiquaires imprégnées d'insecticide (MII) sur le terrain, bien avant que l'OMS n'en recommandent l'utilisation. En 1988, plus de 2,4 millions de moustiquaires avaient été distribuées dans l'ensemble du pays et leur utilisation a conduit à des réductions sensibles de l'incidence dans les zones où elles ont été déployées. Le recours à ces moustiquaires, principalement dans les provinces du Sichuan, du Guangdong, du Henan et du Jiangsu, a permis de réduire sensiblement l'incidence du paludisme dans les zones ciblées.

Le système de surveillance du paludisme en Chine a connu plusieurs évolutions, de 1950 à 1985, lorsque les cas étaient signalés par courrier, à 1985-2003, lorsque les cas étaient signalés par téléphone ou par d'autres moyens électroniques, et à 2004, lorsque la notification en temps réel a commencé par le biais du Système national d'information sur les maladies infectieuses (NIDRS). En 2011, dans le cadre du passage stratégique national de la phase de contrôle à la phase d'élimination, le système national de gestion de l'information pour le contrôle et la prévention des maladies parasitaires a été mis en place, et des informations sur la surveillance de l'élimination du paludisme ont été incluses dans le système afin de garantir que chaque cas de paludisme soit diagnostiqué en temps utile et traité de manière standardisée, de manière à prévenir la retransmission importée. Ces dernières années, la Chine a également mis au point une stratégie très stricte et efficace, baptisée « 1-3-7 » : « 1 » signifie que les cas de paludisme doivent être signalés dans le jour qui suit le diagnostic, « 3 » signifie que l'examen des cas et les enquêtes épidémiologiques doivent être terminés dans les trois jours, et « 7 » signifie que les enquêtes au point d'épidémie doivent être terminées et que la maladie doit être éliminée afin d'empêcher la propagation du paludisme dans les sept jours, et que la gestion du risque de paludisme doit être mise en œuvre dans les zones qui ont été visitées par les cas, ce qui implique de tester et de traiter les membres de la communauté pour déterminer le type de paludisme, de sensibiliser le public dans la communauté, de mener des enquêtes sur les espèces de moustiques et d'éradiquer les moustiques par la pulvérisation d'insecticides à l'intérieur des habitations, entre autres. Celle-ci impose notamment des délais stricts sur une période de 7 jours pour endiguer la progression du paludisme et empêcher sa transmission ultérieure. En tant que nouveau paradigme pour l'élimination mondiale du paludisme, le modèle de travail « 1-3-7 » a été officiellement incorporé dans le document technique de l'OMS intitulé « *Guidelines for malaria monitoring, surveillance and evaluation* », qui a été promu et appliqué dans le monde entier. En Afrique, en raison de l'absence d'un système d'information sur les maladies infectieuses et du grand nombre de patients, les experts chinois des CDC ont adapté la stratégie chinoise « 1-3-7 » à la stratégie « 1-7 ». La stratégie « 1 » consiste à recruter des volontaires locaux pour effectuer un dépistage quotidien, à tester les patients à l'aide de réactifs de diagnostic rapide s'ils ont de la fièvre et à les analyser de manière centralisée dans la soirée ; le « 7 » fait référence à une chimiothérapie de groupe ciblée dans des zones clés présentant des taux de morbidité particulièrement élevés dans les sept jours, ce qui signifie une distribution de médicaments de porte à porte pour contrôler l'épidémie.

3.4 Mobiliser la population et inciter les communautés à améliorer l'assainissement et à supprimer les gîtes larvaires grâce à des campagnes patriotiques de santé publique

La campagne d'assainissement patriotique est une importante campagne de santé publique menée après la fondation de la Chine nouvelle, dans le but d'améliorer le cadre de vie et les conditions sanitaires de la population et de renforcer sa santé. Après la fondation de la Chine nouvelle, de la peste bubonique au paludisme en passant par la schistosomiase, le mouvement sanitaire patriotique chinois s'est concentré sur «l'élimination des parasites et la prévention des maladies». Dans le contexte d'un manque de moyens scientifiques et technologiques avancés dans les premiers temps, le mouvement a mobilisé les masses pour éliminer les ordures et les eaux usées, réduisant ainsi la reproduction des moustiques, des mouches, des rats, des cafards, des punaises de lit et d'autres organismes, ce qui constituait essentiellement un «traitement scientifique des causes profondes», jouant un rôle très important à l'époque. Il s'agissait essentiellement d'un «traitement scientifique des causes profondes», qui jouait un rôle très important à l'époque. Dans le processus d'élimination du paludisme, toutes les régions du pays se sont associées à des campagnes de santé patriotiques pour gérer l'environnement de reproduction des moustiques ; grâce à l'éducation à la santé, en préconisant des consultations médicales proactives et en modifiant les habitudes de sommeil en plein air, elles ont joué un rôle important dans l'élimination du paludisme. Son rôle se manifeste principalement dans les trois aspects suivants :

1. **Amélioration de la sensibilisation à la santé et de la qualité de l'hygiène des masses**. Grâce à la publicité, à l'éducation et à la participation des masses, la campagne patriotique pour la santé a amélioré la conscience de la santé et la qualité de l'hygiène des masses et a renforcé leur conscience à participer au travail patriotique pour la santé.

2. **Elle a amélioré le cadre de vie et réduit les zones de reproduction des moustiques**. La campagne patriotique d'hygiène a mené un large éventail d'activités telles que le nettoyage des installations sanitaires, la conversion de l'eau et des latrines, la conversion des cuisines et des fourneaux, etc., ce qui a permis d'améliorer le cadre de vie, de réduire les lieux de reproduction des moustiques vecteurs et de créer de bonnes conditions pour la prévention et la lutte contre le paludisme.

3. **Renforcement de la prévention, de l'éducation et du traitement du paludisme**. Grâce à la publicité, à l'éducation et au traitement, le mouvement patriotique pour la santé a amélioré les connaissances du public en matière de prévention et de traitement du paludisme et a réduit la propagation et la prévalence de la maladie.

Depuis longtemps, le niveau de lutte antivectorielle de la Chine se situe à un niveau élevé dans le monde, et la campagne d'hygiène patriotique est depuis longtemps reconnue et saluée par l'OMS. Il adhérera à la politique de travail «dirigée par le gouvernement, coopération sectorielle, participation publique, rapide et précise, prévention et contrôle conjoints» et maximisera les avantages globaux de la santé, de l'économie, de la société et de l'écologie, afin de parvenir à un développement systématique et durable et de se conformer à la construction actuelle de la civilisation écologique de la Chine et à l'initiative des Nations unies «Une seule santé». Il est systématique et durable, et il est également conforme à la construction actuelle de la civilisation écologique en Chine ainsi qu'à la connotation et aux exigences de l'initiative «Une seule santé» des Nations unies.

3.5 Coopération internationale dans l'intérêt mutuel afin de garantir que toutes les stratégies et mesures de lutte contre le paludisme sont conformes aux normes internationales.

La Chine a renforcé la coopération technique avec l'Organisation mondiale de la santé (OMS), introduit de nouveaux concepts, technologies et méthodes de contrôle et de prévention du paludisme, créé des centres de coopération liés au paludisme à Shanghai, Wuxi et Beijing, et lancé des projets de coopération en matière de lutte contre le paludisme dans les pays d'Afrique et d'Asie du Sud-Est dans le cadre de l'initiative «la Ceinture et la Route».

De 2003 à 2012, avec le soutien du Fonds mondial, la Chine a organisé et mis en œuvre quatre séries de projets de contrôle et d'élimination du paludisme, et a partagé son expérience en matière de contrôle et d'élimination avec les pays endémiques d'Afrique et d'Asie; en 2007, elle a mis en place 30 centres de lutte contre le paludisme en Afrique ; et depuis 2007, elle a lancé une coopération en matière de prévention et de contrôle du paludisme avec le Cambodge, le Laos, le Myanmar et le Viêt Nam, et a mis en place un mécanisme conjoint de prévention et de contrôle et a partagé l'expérience de la lutte mobile contre le paludisme. De 2015 à 2021, mettre en œuvre le projet pilote et de démonstration de coopération Chine-Tanzanie en matière de lutte contre le paludisme ; de

2016 à 2023, mettre en œuvre le projet de coopération Chine-Australie-Papouasie-Nouvelle-Guinée en matière de lutte contre le paludisme il s'agit de l'un des cas typiques où l'expérience acquise dans le cadre du processus de contrôle et d'élimination du paludisme en Chine a été étendue et appliquée dans des zones pilotes. Grâce à une coopération internationale active et efficace, l'objectif d'élimination du paludisme sera certainement atteint dans d'autres pays et régions endémiques du monde.

4. Extension au reste du monde de l'expérience de la Chine en matière d'élimination du paludisme

4.1 Projet de démonstration de lutte contre le paludisme entre la Chine et la Tanzanie

Afin de valider davantage si l'expérience de la Chine en matière de lutte contre le paludisme peut aider les pays africains à réduire le fardeau de la maladie et à améliorer les systèmes de santé locaux de base, la Fondation Gates, après avoir communiqué avec plusieurs partenaires, a choisi de mener le «Projet de démonstration de lutte contre le paludisme Chine-Tanzanie» en Tanzanie. Le projet, dirigé par l'Institut de prévention et de contrôle des maladies parasitaires du Centre chinois de contrôle et de prévention des maladies (CDC) et l'Institut de recherche en santé Efakara de Tanzanie, a été officiellement lancé en décembre 2018, avec le soutien financier et technique de la Fondation Gates. «Le projet de démonstration de lutte contre le paludisme Chine-Tanzanie est mis en œuvre dans plus de 120 villages dans trois régions de Tanzanie, couvrant une population totale de plus de 300 000 personnes. Les principales mesures du projet de démonstration sont les suivantes :

1. En combinant les normes de travail chinoises «1-3-7» avec l'initiative T3 (Test, Treat, Track) de l'Organisation mondiale de la santé, un modèle «1,7-mRCTR» de test et de réponse communautaire au paludisme a été conçu pour s'adapter à la situation locale en matière de prévention et de contrôle, c'est-à-dire la collecte et l'analyse de données dans un délai d'un jour après la détection du cas, le test communautaire rapide, l'éducation à la santé et la fourniture d'un traitement médicamenteux dans un délai de sept jours.

2. Mettre en place un système électronique de notification des cas en temps réel afin de fournir une éducation sanitaire ciblée, des tests, des traitements et une lutte antivectorielle sur la base des données relatives aux cas.

3. Renforcer la capacité des agents de santé locaux à effectuer la surveillance du vecteur moustique et le traitement larvaire. Les résultats préliminaires de l'évaluation montrent que, bien que la mise en œuvre de certaines interventions ait été affectée par l'épidémie de la Nouvelle Couronne, la prévalence du paludisme au sein de la population dans tous les districts d'intervention a connu une tendance à la baisse, contrairement à d'autres districts où l'on a assisté à une recrudescence des cas de paludisme.

L'Organisation mondiale de la santé dirige actuellement l'extension de la couverture pilote du modèle en Tanzanie et d'autres projets pilotes dans des pays où le paludisme est très répandu, tels que la Zambie, le Sénégal et le Burkina Faso.

4.2 Le programme chinois de lutte contre le paludisme contribue à la lutte contre cette maladie aux Comores et dans d'autres pays africains

Le paludisme est une maladie infectieuse importante qui met en danger la santé humaine et affecte le développement socio-économique. Selon l'OMS en 2017, il y a eu environ 219 millions de cas de paludisme et environ 435 000 décès dans 87 pays à travers le monde. Parmi eux, l'Afrique subsaharienne représentait 92% du nombre total de cas de paludisme et 93% du nombre total de décès dus à cette maladie. Avec l'aide d'experts chinois, l'incidence du paludisme aux Comores, une nation insulaire africaine, a chuté de façon spectaculaire, sans aucun décès, et a été incluse dans la liste de l'OMS des pays qui élimineront le paludisme d'ici 2021. La mise en œuvre réussie du programme chinois de prévention et de traitement du paludisme a servi de modèle à d'autres pays africains et a apporté une contribution importante aux efforts mondiaux de prévention et de contrôle du paludisme.

1. « Nous menons une opération avec nos amis chinois pour éradiquer définitivement le paludisme »

Fin octobre, la deuxième série d'opérations de lutte contre le paludisme aux Comores s'est achevée et, en moins de deux mois, l'île de la Grande Comore a atteint l'accès universel aux médicaments. Lors d'une cérémonie de lancement au début du mois de septembre, le président comorien Azali Assoumani et les représentants du gouvernement ont ouvert la voie en prenant les médicaments antipaludiques. Azali a déclaré : «Nous menons une opération avec nos amis chinois pour éliminer complètement le paludisme, ce qui nécessite les efforts de chaque Comorien». Sous la direction des experts techniques du Centre de prévention et de contrôle du paludisme des Comores, aidé par la Chine, plus de 1 700 agents de santé locaux sont allés de rue en rue et de maison en maison pour distribuer des médicaments antipaludiques à tous les habitants.

Aux Comores, le paludisme est très répandu parmi les habitants, et les enfants de moins de cinq ans sont généralement infectés par le paludisme, ce qui entraîne de nombreux décès. Dans le village de Makagou, l'une des zones les plus touchées de l'île de la Grande Comore, le chef du village, Iriese, a déclaré aux journalistes : «Le traitement du paludisme coûte beaucoup d'argent, et les familles de certaines personnes sont si pauvres qu'elles n'ont pas les moyens de payer les médicaments, et les retards dans le traitement peuvent également entraîner des complications. Le chômage et la pauvreté sont causés par la maladie, formant un cercle vicieux. Des amis chinois sont venus et nous ont apporté la santé.

L'équipe du projet de lutte contre le paludisme de l'université chinoise de médecine traditionnelle chinoise de Guangzhou coopère avec le gouvernement comorien en matière de prévention et de traitement du paludisme depuis 2007. Le journaliste suit Li Guoming, chef de l'équipe du projet d'aide, et Jaber, un agent de santé, alors qu'ils entrent dans une maison. L'hygiéniste tient un registre à la main, détaillant la situation des résidents, car chaque groupe d'âge doit prendre des doses différentes. «Les médicaments ne peuvent pas être collectés au nom du résident, et si ce dernier n'est pas chez lui, l'hygiéniste devra revenir». Li précise que les agents de santé sont spécialement formés pour veiller à ce que chaque résident prenne ses médicaments. Sayed Houmadi, le maire du district de Bagini Est sur l'île de la Grande Comore, âgé de 70 ans, a pris l'initiative de se rendre dans les villages pour superviser et s'assurer que la campagne anti-paludisme s'y déroule sans heurts. Il a déclaré aux journalistes : « Les médicaments chinois contre le paludisme sont très efficaces. Les statistiques montrent que par rapport à 2006, avant la mise en œuvre du projet, l'incidence du paludisme aux Comores en 2017 a chuté de plus de 99%, et a atteint «zéro décès» des cas de paludisme, et les deux autres îles importantes de l'Afrique de l'Ouest ont été touchées par le paludisme en 2017.

2. « La Chine dispose d'importantes ressources médicales et sanitaires dans la lutte contre le paludisme »

«Auparavant, certains résidents de l'île de la Grande Comore étaient résistants aux médicaments, ce qui a conduit à une faible couverture du contrôle universel et la source d'infection n'a pas été complètement éliminée.» Afane Baka, directeur du Centre national de lutte contre le paludisme des Comores, a déclaré : «Les résultats obtenus dans les deux autres îles en matière de prévention et de traitement ont rassuré les habitants de l'île de la Grande Comore, qui font pleinement confiance aux experts chinois. Cela constituera une garantie sanitaire pour le développement économique et social des Comores».L'opération de lutte contre le paludisme a mis en place un système de prévention et de contrôle à trois niveaux : le Centre national de lutte contre le paludisme des Comores, le département de la santé de l'île de la Grande Comore et des experts chinois forment le groupe de travail sino-comorien intégré de lutte contre le paludisme pour diriger l'ensemble de l'opération, les hôpitaux régionaux sont chargés de superviser la mise en œuvre et les agents de santé au niveau du village sont spécifiques à chaque foyer. «L'élimination du paludisme est désormais l'une des tâches les plus importantes pour notre pays, et nous sommes reconnaissants à la Chine de nous aider avec son amour fraternel». Afaneh a ajouté.

«En utilisant l'effet destructeur de l'artémisinine sur les parasites du paludisme, nous pouvons contrôler les épidémies de paludisme et réduire considérablement la morbidité et la mortalité dues au paludisme en éliminant les parasites du paludisme des populations régionales grâce à une médication universelle. Song Jianping, directeur de l'Institut de médecine tropicale et du Centre de recherche sur l'artémisia de l'Université de médecine chinoise de Guangzhou, a expliqué aux journalistes que la prévention et le traitement collectifs, l'utilisation universelle des médicaments et l'intervention active constituaient un point de départ pratique pour les pays africains, et qu'ils s'efforçaient de traiter les symptômes et les causes profondes du «programme chinois».

La mise en œuvre de l'action universelle dans les zones difficiles n'est pas aisée. En raison de l'imperfection du système local d'enregistrement des ménages, les experts chinois doivent souvent accomplir un travail considérable, traverser des montagnes pour enquêter sur la situation des familles locales et déterminer le nombre de personnes qui prennent des médicaments. En outre, ils doivent braver la menace d'autres maladies infectieuses, telles que la dengue, attraper des tsé-tsé dans les mares de la jungle et étudier le taux d'infection par le parasite du paludisme. En l'absence d'eau et d'électricité, l'équipe de recherche chinoise a surmonté de nombreuses difficultés pour collecter des données et mener à bien une série de recherches scientifiques. Aujourd'hui, les experts chinois ont mis en place un système de prévention, de contrôle et de surveillance du paludisme pour les Comores et ont formé un grand nombre de spécialistes de la lutte contre le paludisme pour le pays. «La Chine dispose d'importantes ressources médicales et sanitaires pour lutter contre le paludisme». Kamal Said, qui a étudié en Chine, est aujourd'hui directeur du laboratoire du Centre de contrôle du paludisme des Comores. Il a déclaré aux journalistes : «Avec l'aide d'experts chinois, je suis chargé d'organiser des formations sur la prévention et le traitement du paludisme pour plus d'une centaine de formateurs dans l'île de la Grande Comore, qui forment à leur tour les agents de santé des villages. Cela nous a permis de bénéficier d'un soutien efficace en ressources humaines dans la lutte contre le paludisme».

3. « Nous apprécions la contribution exceptionnelle de la Chine à l'élimination du paludisme dans d'autres pays »

L' OMS a recommandé les combinaisons thérapeutiques à base d'artémisinine comme traitement antipaludique de première intention, ce qui a permis de sauver des millions de vies et de réduire de 66 % le nombre de décès dus au paludisme en Afrique et de 71 % le taux de mortalité des enfants de moins de 5 ans. Aujourd'hui, de plus en plus de pays africains participent activement à des projets de prévention et de traitement du paludisme dans le cadre du programme chinois. Parmi eux, Sao Tomé-et-Principe, le Malawi et le Togo mettent en œuvre des programmes de lutte contre le paludisme avec le soutien d'une équipe de l'université de médecine chinoise de Guangzhou. Le Malawi et le Togo sont situés sur le continent africain, où les personnes et les agents infectieux sont plus mobiles, et où il est plus difficile de lutter contre le paludisme que dans un pays insulaire comme les Comores. Song Jianping a déclaré que le projet améliorait maintenant la couverture locale en médicaments, aidait à mettre en place des systèmes locaux de lutte contre le paludisme, en particulier des équipes de lutte contre le paludisme à la base, et fournissait une éducation sur les bases de la lutte contre le paludisme pour la communauté. En 2017, un projet de démonstration de collaboration Chine-Malawi sur la lutte contre le paludisme à base d'artémisinine composée dans la province du Mono oriental, dans la région montagneuse du Togo, a réduit le taux local d'infection par le paludisme de 79 % à 37 %.

5. Résumé

La Chine a obtenu des résultats remarquables dans l'élimination du paludisme et ces expériences peuvent servir de leçons à d'autres pays, en particulier en Afrique. Voici quelques enseignements possibles et des moyens de reproduire l'expérience :

1. **Engagement et leadership du gouvernement** : l'un des facteurs clés de la réussite de la Chine dans l'élimination du paludisme a été le niveau élevé d'engagement et de leadership du gouvernement. En renforçant l'engagement et le leadership au niveau gouvernemental, les pays africains peuvent garantir des interventions coordonnées et cohérentes dans l'ensemble du pays.

2. **Synergie multisectorielle** : la Chine a adopté une approche multisectorielle et synergique, incluant la santé, l'agriculture et la protection de l'environnement. Les pays africains peuvent apprendre à mettre en place des mécanismes de coordination efficaces entre les différents secteurs pour lutter contre le paludisme.

3. **Éducation à grande échelle et participation communautaire** : en Chine, les activités d'éducation à grande échelle et la participation communautaire sont les clés du succès. Les pays africains peuvent sensibiliser la population à la prévention et au traitement du paludisme en promouvant l'éducation à la santé au sein de la communauté.

4. **Utilisation d'outils de prévention et de contrôle efficaces** : la Chine a adopté des outils de prévention et de contrôle des maladies vectorielles dues aux insectes, tels que les insecticides à effet rémanent de longue durée et les moustiquaires. Les pays africains peuvent s'inspirer de ces expériences et choisir les outils appropriés en fonction des conditions locales.

5. **Mettre en place un système solide de surveillance et de gestion des données** : la Chine a mis en place un système solide de surveillance et de gestion des données pour suivre la transmission du paludisme et la réponse à y apporter. Les pays africains peuvent investir dans la mise en place de systèmes similaires afin de détecter les épidémies de paludisme et d'y répondre plus rapidement.

6. **Coopération internationale** : la Chine a participé activement à la coopération internationale dans le cadre du processus d'élimination du paludisme. Les pays africains peuvent collaborer avec des organisations internationales, les ONG et d'autres pays pour élaborer et mettre en œuvre des stratégies de lutte contre le paludisme.

7. **Différences régionales** : compte tenu de la diversité du continent, les pays africains doivent adopter l'expérience de la Chine tout en ajustant et en adaptant les mesures en fonction de leurs conditions géographiques, sociales et sanitaires respectives.

8. **Développement durable** : l'expérience de la Chine montre que des systèmes de santé durables et un engagement à long terme sont la clé du succès. Les pays africains doivent s'assurer que leurs programmes de lutte contre le paludisme sont viables et peuvent fonctionner efficacement à long terme.

Dans l'ensemble, l'extension à l'Afrique de l'expérience chinoise en matière de lutte contre le paludisme nécessite une stratégie globale combinant la coopération nationale et internationale, tenant pleinement compte de l'hétérogénéité des pays africains et de la viabilité à long terme.

6. Les perspectives

Dans une prochaine étape, la Chine empêchera rigoureusement l'importation du paludisme, mènera une action vigoureuse en matière de santé mondiale et partagera les stratégies et mesures d'élimination du paludisme de la Chine avec d'autres pays où la maladie est endémique. Dans le domaine de la prévention et du traitement du paludisme, la Chine se félicite activement de la participation de toutes les parties pour promouvoir conjointement le développement des soins de santé en Afrique. Nous espérons que l'expérience de la Chine en matière d'élimination du paludisme contribuera à la promotion de la santé mondiale et à la réalisation de l'objectif d'un monde sans paludisme.

非洲防蚊手册

-中国消除疟疾经验及其在非洲的应用

（中文版）

第30批中国援几内亚医疗队
北京市疾病预防控制中心

第一节 蚊虫相关知识

一、蚊虫简介

蚊子属于昆虫纲双翅目蚊科（Culicidae），截至2018年，全世界已知蚊科分为2个亚科（按蚊亚科Anophelinae和库蚊亚科Culicinae）、41属、201亚属和3573种（非洲约有837种蚊虫）。蚊子叮咬不仅令人烦恼影响工作生活，还会传播多种致命疾病，如疟疾、黄热病、基孔肯雅热、乙脑、登革热、寨卡病毒病和西尼罗热等。

1. 形态特征

蚊子的一生可分为卵、幼虫、蛹和成蚊四个阶段，我们常说蚊子是指成蚊，其身体细长，分为头部、胸部和腹部三个主要部分：
头部：包含一对复眼和一对触角，雌蚊口器为刺吸式，用于吸血。
胸部：着生三对足和一对翅膀，翅膀覆盖有细小鳞片。
腹部：用于消化和储存吸入的血液或花蜜，并包含生殖器官。

2. 生活周期

蚊子的一生（生活史）包括四个阶段：卵、幼虫、蛹和成蚊，其中前三个阶段都在水中生活。蚊子从卵发育到成蚊大概需要7-15天，在最佳条件下，蚊子从卵到成蚊大约需要一周左右的时间，而在较不理想的条件下可能需要两周或更长时间，具体与蚊种、气候、水体等因素有关。如果想从源头上灭蚊，就要打破蚊子在水里的发育周期，最大限度降低蚊子羽化概率，所以在蚊虫发生季节，每周检查并处理一次积水是十分必要的。

(1)卵：蚊子通常在水面或水边的潮湿环境产卵，产后3-4天孵化为幼虫。

(2)幼虫：也称孑孓，幼虫需氧但不能离开水，经过约四次蜕皮后进入蛹期。整个幼虫期通常持续6-10天，受温度和食物供应的影响而异。

(3)蛹：形状像“逗号”，也称“跟头虫”，大概持续约3天。

(4)成蚊：蛹羽化后变为成蚊，成蚊的性别分雌雄，寿命约1-2个月。

3. 生活习性

（1）食性：雄蚊主要以植物的花蜜为食，并不吸血。雌蚊除了取食花蜜获得能量，还需要吸血以满足卵的发育。蚊子在吸血过程中，会将唾液注入人体内，若唾液中携带病原体（如疟原虫或病毒），便可将疾病传播给人。不同种类的蚊子传播不同的疾病，这与其生活习性和生态环境密切相关，有的蚊子专吸人血，比如传播疟疾的冈比亚按蚊和传播黄热病的埃及伊蚊。有些蚊子主要在室内叮咬（内吸，endophagy），有些蚊子主要在室外叮咬（外吸，exophagy）。有些蚊子喜欢叮人（嗜人，anthropophagy），而另一些蚊子喜欢以其他动物为食（嗜动物，zoophagy）。在血液消化和卵发育过程中，有的蚊子倾向于在室内休息（内栖endophily），而有的则在户外休息（外栖，exophily）。在西非很多采集的按蚊中，所吸的血液几乎全部是人血，也就是从之前的动物和人兼吸转变为嗜吸人血，吸血的地点也主要从室内转变为室内室外均可。

（2）繁殖：雌蚊子通常在生命早期交配一次，储存精子在体内，以后能够多次产卵。雄蚊子在交配后通常不久就会死亡。雌蚊与雄蚊交配后需吸血才能产卵，极个别自育性蚊种不需要吸血也能产卵。卵可以单独产下（如按蚊和伊蚊），也可以成块产下（如库蚊），一次产卵量通常在几十到几百个不等，在理想条件下，雌蚊子一生可以产下数百到上千个卵，产卵数量取决于蚊子种类和环境条件。雌性伊蚊的卵具有较强的抗干旱能力，可以在干燥环境中存活数周甚至更长时间，直到遇到适宜的水后才孵化。

（3）活动：不同种类的蚊子有不同的活动高峰期，有的在白天活动（如传播登革热和黄热病的伊蚊），有的则在黄昏和夜晚活动（如传播疟疾的按蚊）。

（4）孳生：蚊子的孳生与水密切相关，蚊子主要将卵产在水面或水边，便于其孵化成幼虫。不同种类的蚊子对水体的选择有所不同，可能是静止的水洼、池塘、稻田、水桶、花盆底座甚至是树洞中的积水。所以，没有水就没有蚊子孳生。

4. 常见种类

蚊子的种类繁多，在非洲最常见的是伊蚊、库蚊和按蚊属的蚊虫。

（1）伊蚊：成蚊身上有黑白斑纹，又叫黑斑蚊、花蚊子，非洲主要分布埃及伊蚊，可传播黄热病、登革热、基孔肯雅热和寨卡病毒病等。伊蚊主要是在户外吸血，吸血高峰为早上6-8点和下午4-7点。所以，人们白天经常受到这类蚊子袭扰。
（2）库蚊：成蚊的翅多数无斑纹，体色棕黄，停落时身体与停留面保持平行状态，活动大多在夜间、室内，可传播丝虫病、乙脑等。
（3）按蚊：按蚊成虫的特征是触须与喙等长，翅有斑，体呈灰色，停落时身体与停留面呈约45度角（图3）。俗名“疟蚊”，是人类疟疾的重要媒介，在大约480种按蚊中，有80种可传播疟疾，其中15种是主要的疟疾媒介。广泛分布在撒哈拉以南非洲的疟疾媒介主要是3种：冈比亚按蚊（*Anopheles gambiae*）、科鲁兹按蚊（*Anopheles coluzzii*）和阿拉伯按蚊（*Anopheles arabiensis*），其中最常见的是冈比亚按蚊。

5. 按蚊的习性

世界上大约有 3500 种蚊子，只有按蚊属的蚊子才携带人类疟原虫。在已知的 380 种按蚊中，约有 60 种可以传播疟疾，而非洲广泛分布的冈比亚按蚊最适合传播疟疾（又称“疟疾机器”）。
在非洲，冈比亚按蚊的疟原虫感染率通常在10%-30%之间，在一些地区甚至高达50%以上。在亚洲，冈比亚按蚊的疟原虫携带率通常在5%-15%之间，在南美洲通常在1%以下。从几内亚的Koraboh（半森林）和Koundara（全森林）地区发现按蚊种群疟原虫的感染率是30%左右。非洲部分地区的按蚊在基因组的2La染色体发生颠换（inversion），比例为40%左右，这个遗传改变极大地提高了按蚊对疟原虫的易感性。另外，随着室内滞留喷洒（indoor residual spraying，IRS）和杀虫剂处理蚊帐（Insecticide-treated nets，ITN；Long Lasting Insectice-treated Net，LLIN）的大力推广，一方面在显著降低疟疾流行的同时，非洲地区按蚊对常用的拟除虫菊酯类和有机氯类杀虫剂产生不同程度抗性，导致其效果降低。

非洲地区传播疟疾的媒介按蚊的生态习性，尤其是刺叮吸血发生强度和时间、地点、季节、防护等习性，是疟疾防控的重要影响因素。因为不同按蚊种类的叮咬和栖息行为存在差异，这些差异可能受到地理、环境、气候、植被、土地利用和海拔等因素的影响。尤其是随着杀虫剂处理蚊帐（ITN/LLIN）、房屋防护（纱门纱窗）、室内杀虫剂（蚊香、喷洒）等手段的应用，对按蚊原有的“室内、夜间吸血”的认知需要改变和更新。

（1）孳生

按蚊通常不会在快速流动的河流或喷泉中产卵，因为幼虫不能承受波浪的冲击。按蚊的产卵地点非常多样，有植被的永久或半永久水体（如缓流、沼泽边缘）、稻田、临时水池（水坑）、排水沟渠、石坑、树洞、水桶和空罐等。在非洲，冈比亚按蚊更喜欢阳光照射的小型临时水域，比如路旁浅水坑、泥泞路上的牛蹄印或轮胎印形成的积水。虽然城市化会减少按蚊孳生地，但是城市环境依然有很多按蚊可以孳生，如道路两边沟渠、房前屋后各类积水。

（2）繁殖

成蚊通常在羽化后的3天内即可交配，雄蚊在黄昏时成群飞舞，雌蚊飞入蚊群完成交配。雌性冈比亚按蚊通常交配一次便可多次产卵。雄性和雌性按蚊均以植物的花蜜和蜜露为能量来源，但雌蚊还需吸血满足卵的发育。雌蚊在吸血后2-3天待卵发育好便找水体产卵，这个过程不断重复（约1个月）直到雌蚊死亡。

（3）扩散

成年按蚊可在孳生地点周边300-1000米范围内活动，有时扩散可以飞更远（3-4公里），在特殊情况下扩散飞行距离可以超过10公里。2019年《自然》期刊发表的一项在马里萨赫勒地区开展的研究，通过对距离地面40到290米的蚊子进行空中采样，从235只按蚊中鉴定出了10种蚊子，包括主要的疟疾媒介*Anopheles coluzzii*，其中雌蚊占80％以上，90％的蚊子在迁徙前已经吸过血，这意味着病原体很可能是由迁徙的雌性进行长距离传播的；模拟飞行轨迹表明蚊子在9个小时的夜间飞行距离可达295公里，证实了非洲疟疾媒介可靠风迁移

（4）食性

按蚊具有重要流行病学意义的习性是吸血和栖息行为。非洲地区的冈比亚按蚊嗜吸人血，且吸血的时间不局限于夜间，从天黑前的黄昏到天亮后的清晨（下午6:00到次日早晨8:00）都可吸血，吸血的地点也从室内为主转变为室内外均可。按蚊为了生存繁衍，逐步克服人们使用蚊帐、杀虫剂、纱门纱窗的不利影响，并养成了“内外开工、早晚加班”的习惯。在加纳的雨季，按蚊在室内外叮咬最高峰在20:00至02:00之间。在乌干达，按蚊叮咬高峰发生在23:00-5:00，在室外吸血的比例甚至高于室内。在坦桑尼亚，按蚊开始叮咬的时间是18:00-22:00，在22:00-5:00达到峰值，随后开始降低。在喀麦隆，按蚊叮咬的高峰是深夜2:00-3:00。在肯尼亚，按蚊叮咬的时间是18:00-21:00开始，叮咬高峰是21:00-06:00。

在南非和乌干达，按蚊偏好在接近地面的位置去叮人吸血，特别是当人在室内外坐着时，按蚊主要叮咬人的小腿、踝部和脚部，睡在地面被叮咬的风险更高。因此，在夜间室外尤其要保护好膝盖以下部位，避免被叮咬。

（5）消长

冈比亚按蚊是西非主要的疟疾传播媒介，其密度随季节变化显著。冈比亚按蚊在西非的密度随季节变化的一般规律是雨季密度高、旱季密度低。西非地

区的雨季通常从6月到10月，这段时间降雨充沛，形成了许多适合蚊子繁殖的积水环境，如水坑、稻田和临时积水，为冈比亚按蚊的幼虫提供了理想的生长场所，导致蚊子密度大幅上升。按蚊密度的峰值出现在雨季中期和末期（即8月-9月），积水的持续存在和稳定的温暖气候，使得蚊子的繁殖达到高峰，蚊子密度也达到最高。西非地区旱季通常从11月到次年5月，降水减少，积水逐渐干涸，适合蚊子幼虫生长的环境减少，导致蚊子密度显著下降。尤其是旱季中期和末期，由于缺乏积水，蚊子的繁殖受到极大限制，成蚊的数量也处于最低水平。

在旱季向雨季过渡的季节交替期，早期降雨开始形成新的积水点，蚊子的密度逐渐上升。在雨季向旱季过渡时，积水逐渐减少，蚊子密度开始下降。这种季节性变化规律对疟疾的传播具有重要影响，雨季期间蚊子密度高，疟疾传播的风险也随之增加，但是根据当地疟疾流行规律，在由雨季向旱季过渡期间，疟疾流行率依然很高，值得重视。因此，了解冈比亚按蚊的季节性变化规律对于制定有效的疟疾防控策略非常关键。

二、蚊虫的危害

世界上最致命的动物是蚊虫（每年杀死72万5千人），其次分别是人类、蛇、狗、采采蝇（昏睡病）、锥蝽（查加斯病）、淡水螺、蛔虫、绦虫等（源自盖茨笔记数据）。
近年来全球范围内由蚊虫传播的登革热、寨卡、黄热病、裂谷热和基孔肯雅热等疾病的流行区域和频率不断扩大。据世界卫生组织（WHO）2017年10月发布的数据，全球80%的人口面临一种或多种虫媒传染病的风险，全世界约有32亿人面临疟疾感染风险，25亿人面临登革热感染风险。全球虫媒传染病占所有传染病的17%，每年有近 10 亿人感染蚊媒疾病，每年登革热约3.9亿例，疟疾约2.07亿例，黄热病约20.7万例，西尼罗病毒病约3万例，约100万人死于蚊媒疾病。其中，由按蚊传播的疟疾，在所有媒介传染病中危害最大、疾病负担最重。
所有的蚊媒传染病中，目前只有黄热病和乙脑有成熟可靠、供应稳定的疫苗防护，疟疾疫苗仅少量且专供非洲地区儿童注射以降低死亡率，其它蚊媒传染病都需要采用多种手段进行防护。

三、疟疾的危害

目前发现共有5种疟原虫能感染人类，各自有不同的地理分布、症状表现和治疗方法，对公共卫生的影响也各不相同。
1. 恶性疟原虫（*Plasmodium falciparum*）：这是最致命的一种疟原虫，导致大多数疟疾相关死亡，尤其是在非洲普遍流行。

2. 间日疟原虫（*Plasmodium vivax*）：这种疟原虫较为广泛分布，主要在亚洲和拉丁美洲。它可以引起复发性疟疾，因为其休眠期可以在肝脏中持续数月甚至数年。

3. 卵形疟原虫（*Plasmodium ovale*）：这种疟原虫主要分布在西非和一些太平洋地区。类似于间日疟原虫，卵形疟原虫也可以在肝脏中处于休眠状态，导致复发性疟疾。
4. 三日疟原虫（*Plasmodium malariae*）：这种疟原虫分布较为广泛，但感染率较低，特点是引起周期性发作的间隔为三天。
5. 诺氏疟原虫（*Plasmodium knowlesi*）：这种疟原虫原本被认为只感染猴子，但近年来被发现也会感染人类。主要分布在东南亚地区。
1. 2022年，全球疟疾感染病例达2.49亿(比新冠大流行前2021年多500万例)，死亡病例约60.8万。29个国家的疟疾病例占全球的95%，作为全球疟疾最为严重的非洲地区疟疾病例2.33亿，占全球的93.6%（尼日利亚27%、刚果金12%、乌干达5%、莫桑比克4%），死亡病例（58万）占全球的 95.4%；尼日利亚(26.8%)、刚果民主共和国(12.3%)、乌干达(5.1%)和莫桑比克(4.2%)等四个非洲国家占全球疟疾总死亡数的一半以上。非洲的疟疾死亡病例中，又以5岁以下儿童为主，约占78.1%，在非洲每1分钟就约有1名儿童死于疟疾。以西非国家几内亚为例，几内亚2023年的人口为1443万（World Bank数据），比2022年的1504万减少了61万，2022年疟疾病例437万，疟疾发病率约30%。
截至目前，非洲（尤其是撒哈拉以南非洲）是全球疟疾疾病负担最重的地区，每年估计因疟疾损失120亿美元，严重影响当地经济发展，是其贫困的根源之一。可以说，非洲是世界上卫生状况最为落后的地区之一，拥有全世界12%的人口，却承受着全球约24%的疾病负担。

四、疟疾的诊断与预防治疗

1. 疟疾的流行病学特征

疟疾是由一种属于寄生虫（非细菌、病毒）的疟原虫感染引起的能威胁生命的蚊媒传染病，属于全球三大传染病（疟疾、艾滋病、结核病）之一，其流行病学特征如下：

（1）传染源：疟疾的传染源主要是疟疾患者和无症状带虫者，当其血液中存在疟原虫，按蚊叮咬患者后疟原虫随血液进入蚊子体内并发育成为另一种形态，然后通过蚊子叮咬下一个人是随唾液进入人体，从而完成传播。

（2）传播途径：按蚊叮咬是疟疾主要的传播途径，其它蚊种叮咬不能传播疟疾。除了按蚊叮咬，疟疾的其他传播方式包括母婴传播、输血传播、共用注射器针头等。

（3）易感人群：所有人对疟疾都易感，感染过疟疾的人在短期内对同一类疟疾有一定免疫保护但仍可被感染。感染风险较高的人群包括婴幼儿、老人、来自没有疟疾地区的旅行者、孕妇及其未出生的胎儿。

2. 疟疾的临床症状

疟疾的典型临床表现：先后出现寒颤、发热、出汗退热的周期性症状，每天或隔天或隔两天发作一次，发作多次后可出现脾大和贫血，但初发患者临床发作常不典型。不典型临床表现：有发冷、发热、出汗等症状，但热型和发作周期不规律。重症临床表现：可出现昏迷、重度贫血、急性肾功能衰竭、肺水肿或急性呼吸窘迫综合征、低血糖症、循环衰竭或休克、代谢性酸中毒等。

非洲绝大多数疟疾为恶性疟，恶性疟潜伏期6～27天，平均11天，多突然发病，无寒战，仅有畏寒感。高热者多见，常伴有头痛、全身酸痛、恶心、呕吐、贫血等。出汗期不明显，热型复杂，有的像间日疟，隔天发作1次，与恶性疟原虫红内期48小时的裂殖体周期相符；有的每天发热，热型呈间歇型、弛张型或不规则型；有的持续高热，发热期往往长达20～36小时；前后两次发作的间歇期极短，致使体温曲线呈“M”型。发病多见于中午前后和下午，夜间开始发作者较少。

疟疾造成的死亡通常与一种或多种严重并发症有关，具体包括：

（1）脑型疟疾。如果充满寄生虫的血细胞阻塞了通往大脑的小血管，则可能会发生脑肿胀或脑损伤（脑型疟疾）。脑型疟疾可能会引起癫痫发作和昏迷。

（2）呼吸问题。肺部积液（肺水肿）可能导致呼吸困难。

（3）器官衰竭。疟疾会损害肾脏、肝脏，或者导致脾脏破裂，其中任何一种状况都可能危及生命。

（4）贫血。疟疾可能导致红细胞不足，从而导致对机体组织的血氧供给不足。

（5）低血糖。严重的疟疾和常用的抗疟疾药物奎宁都可能会引起低血糖，血糖过低会导致昏迷或死亡。

3. 疟疾的诊断

疟疾的临床诊断可以额参考行业标准WS 259-2015《疟疾的诊断》，具体方法包括以下几种：

（1）临床症状和体征观察：包括发热、寒战、头痛、肌肉痛、疲劳、恶心、呕吐和腹泻，根据这些非特异性的症状结合流行病学史（如近期是否到过疟疾流行区），可以初步怀疑疟疾。

（2）显微镜检查：通过血液涂片染色后显微镜检查，这是疟疾诊断的金标准。薄血膜可以看到疟原虫的不同形态，从而鉴定疟原虫的种类；厚血膜用于增加疟原虫的检测敏感性，可以更容易发现低密度的疟原虫感染。

（3）快速诊断测试（RDTs）：使用快速检测试制利用抗原-抗体反应来检测疟原虫抗原。操作简便、快速（通常在15-30分钟内得到结果），特别适用于资源有限的地区，但其敏感性和特异性可能低于显微镜检查。

（4）核酸检测：用于检测和鉴定疟原虫DNA。PCR的敏感性和特异性都很高，能够检测到低水平的疟原虫感染，并且可以准确鉴定疟原虫的种类。然而，PCR的设备和技术要求较高，通常在高端实验室中进行。

（5）血清学检测：用于检测对疟原虫的抗体（如ELISA）。这一方法主要用于流行病学研究，而不是急性疟疾的诊断，因为抗体的存在表明过去或现有感染，而非当前的急性感染。

临床诊断疟疾通常需要结合患者的病史、流行病学资料和实验室检测结果。显微镜检查和快速诊断测试是最常用的初步诊断方法，而PCR和血清学检测则更多用于进一步确认和研究目的。

4. 疟疾的临床治疗

在疟疾流行区如非洲，遇到发热患者首先应怀疑是否感染疟疾。临床可以参照国家标准WS/T 485-2016《抗疟药使用规范》进行规范治疗。疟疾治疗的一般原则如下：

（1）早期治疗：凡疟疾病人一定要及时治疗，对无免疫力的恶性疟更需要及时，以免转为脑型疟。
（2）全程足量：所有病例均需全程足量给与药物治疗，以防复发或复燃。
（3）给药途径：一般患者均适用口服给药，凶险型疟疾患者应酌情以注射途径给药。
（4）联合治疗：根治间日疟需用组织期裂殖体杀灭剂与血内裂殖体杀灭剂联合治疗。目前在市场上销售的各种抗疟药可有效地杀灭红细胞内疟原虫的滋养体和裂殖体，达到控制发作和消除临床症状的目的。根据WHO（2015）发布的指南，无并发症恶性疟治疗首选基于青蒿素的口服联合治疗（Artemisinin-based Combination Therapy，ACT），可在以下ACT方案中任选一种（1）青蒿琥酯片加阿莫地喹片：口服总剂量青蒿琥酯和阿莫地喹各12片（青蒿琥酯每片 50 mg，阿莫地喹每片 150 mg），每日顿服各 4 片，连服 3 日。（2）双氢青蒿素哌喹片：口服总剂量 8 片（每片含双氢青蒿素 40 mg，磷酸哌喹 320 mg），首剂 2 片，首剂后 6-8 小时、24 小时、32 小时各服 2 片。（3）复方磷酸萘酚喹片：口服总剂量 8 片（每片含萘酚喹 50 mg，青蒿素 125 mg），一次服用。（4）复方青蒿素片：口服总剂量 4 片（每片含青蒿素 62.5 mg，哌喹 375 mg），首剂 2 片，24 小时后再服 2 片。近期，WHO根据部分地区的疟原虫抗药性情况提出六种新的ACT疗法：蒿甲醚-苯芴醇（artemether-lumefantrine, AL）、青蒿琥酯-阿莫地喹（artesunate-amodiaquine, AS-AQ）、青蒿琥酯-甲氟喹（artesunate-mefloquine, AS-MQ）、青蒿琥酯-咯萘啶（artesunate-pyronaridine, AS-PND）、青蒿琥酯-磺胺多辛/乙胺嘧啶（artesunate-sulfadoxine/pyrimethamine, AS-SP）和双氢青蒿素-哌喹（dihydroartemisinin-piperaquine, DHA-PQ）。

（5）对症治疗和护理：除及时使用抗疟药外，对症治疗和护理也很重要。需处理的并发症包括发热、抽搐、贫血、酸中毒、低血糖、黑尿热、肝肾功能严重损害、脑水肿、脑干损害和呼吸衰竭。造成这些并发症的原因是大量寄生虫感染的红细胞聚集在重要脏器导致微循环阻塞、器官灌注减少，继而造成脏器功能异常。①高热：应尽快控制体温，采用有效的退热药物；病人频繁抽搐者，采用氯丙嗪加异丙嗪肌注，同时采用物理降温，尽可能使体温降至＜38℃。②贫血：当红细胞计数低于 2×10^{12} L时，应考虑少量输新鲜全血，有条件最好输入浓缩红细胞，当红细胞计数低于 1×10^{12} L时，应立即输血。③酸中毒：适当给予补碱。④黑尿热：是因疟原虫寄殖的红细胞破裂或 G-6-PD 缺乏者（葡萄糖-6-磷酸脱氢酶缺陷症，俗称蚕豆症，是一种X染色体连锁不完全显性遗传病）使用可引起溶血的抗疟药或退热药所致。故一旦发生应立即停用各种可疑药物，如奎宁、伯氨喹等，同时控制溶血反应，可用地塞米松 10 mg 加入 5% 葡萄糖 500 mL 中静脉滴注。保护肾脏功能，防止急性无尿型肾衰的发生。⑤肝、肾功能严重损害：肝功能严重受损的情况下，出现无尿型肾衰，病人往往在 48 小时内不治，因此，一旦出现应紧急给予透析，绝不能拘泥于肌酐升高水平还达不到透析要求而失去抢救的时机。应连续 48 小时不间断透析，直至血清胆红素降至正常。

5. 疟疾的化学药物预防

个体预防是针对疟疾流行区的居民或进入疟区的个人，而群体预防则是针对疟疾高度或暴发流行区，或大批进入疟区较长期居住的人群，除个体预防还要防止在人群中传播。目前，共有RTS,S/AS01和R21/Matrix-M两种疟疾疫苗在部分中高度疟疾流行地区用于儿童免疫，但是供应不足；而用于成人的疟疾疫苗仍在进行研发中。因此，成人疟疾预防一直以来主要依靠服用化学药物。

进入非洲疟疾高传播地区的人员，应于传播季节定期服用抗疟药，但连续服药的时间不宜超过4个月。因青蒿素类药物（针剂或口服药物）的半衰期仅2h左右，无预防作用，所以青蒿素类药物不能用于出国务工或商旅人员境外预防用药。长半衰期抗疟药物（氯喹和哌喹）可用于短期往返疟疾流行区人员的预防用药，但目前大部分流行区恶性疟原虫对氯喹已有抗性。在疟疾流行季节成人预防可根据自身所处环境与条件，参考选择以下方法之一：

（1）在疟原虫对氯喹产生抗性地区，每月（最短半个月间隔）服用磷酸哌喹片1次，每次600mg，睡前口服；采用哌喹等作为预防用药，仅适合短期赴疟疾流行区的人员，可连服3-4个月，不宜连续超过6个月，再次预防服药应间隔2-3个月。

（2）在非氯喹抗性地区，每次服用氯喹300mg，每7-10天服一次。

（3）磺胺多辛500mg加乙胺嘧啶37.5mg，每10天1次，首次连服2天。

（4）多西环素每天服用100mg，一直到离开疟疾流行区。

（5）乙胺嘧啶50mg加伯氨喹22.5mg，顿服，孕妇改用氯喹或哌喹300mg顿服，均每10天1次。

（6）成人应于进入疫区前1-2周开始口服乙胺嘧啶，一般宜服至离开疫区后6-8周，每周服4片；小儿一次按体重0.9mg/kg，每周服1次最高剂量以成人量为限。

由于连续服药的时间限制，对于在疟疾流行区居住超过4个月的人员，后续最好的预防措施是防止蚊虫叮咬，并在出现发热症状时及时就诊。

五、非洲其他蚊媒传染病

非洲的蚊媒传染病对公共卫生构成了重大威胁，除了危害最严重的疟疾，还有黄热病、登革热和基孔肯雅热等其他几类重要蚊媒传染病。

黄热病是一种由黄热病毒引起的急性传染病，主要通过蚊子叮咬传播，主要分布在撒哈拉以南非洲的热带和亚热带地区，包括安哥拉、刚果民主共和国和尼日利亚等，WHO估计每年有20万黄热病病例，其中约有3万例死亡。症状起初包括突然发热、头痛、肌肉疼痛、食欲不振、恶心和呕吐，部分患者会进入短暂的缓解期，随后可能发展为严重的中毒期，表现为黄疸、出血和多器官功能衰竭，死亡率较高。诊断主要通过血液检测，而治疗目前没有特效药物，主要依靠支持性疗法。预防黄热病最有效的方法是接种黄热病疫苗，一次接种即可提供长期免疫力（约10年）。由于黄热病的高致死率和疫苗的有效性，全球各地的公共卫生机构高度重视预防和控制，通过大规模疫苗接种、疾病监测和报告等措施来控制疫情。

基孔肯雅热是一种由基孔肯雅病毒引起的蚊媒传染病，主要通过被感染的伊蚊叮咬传播，常见于非洲、亚洲和印度洋岛屿等热带和亚热带地区，在东非（如肯尼亚和坦桑尼亚）和西非（如尼日利亚）均有暴发记录。基孔肯雅热的症状包括突发高烧、严重关节疼痛、头痛、肌肉疼痛、关节肿胀和皮疹，虽然大多数患者在几天到几周内会康复，但有些人可能会出现长期的关节疼痛。基孔肯雅热的诊断主要依靠血液检测来确认病毒的存在或抗体反应，目前没有特效的抗病毒药物，治疗主要是缓解症状，提供支持性护理。预防基孔肯雅热的关键在于避免蚊虫叮咬，包括使用驱蚊剂、穿长袖衣物、使用蚊帐以及消除蚊虫滋生地，尽管疫苗尚未广泛使用，但蚊虫控制和个人防护措施是减少感染风险的重要手段。由于基孔肯雅热可以导致流行暴发，尤其是在雨季或蚊虫活动频繁的季节，建议在疫情爆发时会加强监测和控制措施，以减少疾病传播。登革热是一种由登革病毒引起的蚊媒传染病，主要通过被感染的雌性埃及伊蚊或白纹伊蚊叮咬传播，广泛分布于热带和亚热带地区，非洲主要分布在东非和西非的一些城市和沿海地区，但近年来有扩展趋势。感染登革热后，患者通常会在4到10天的潜伏期后出现症状，这些症状包括突发高烧、剧烈头痛、眼眶后疼痛、严重肌肉和关节疼痛、皮疹和轻度出血（如牙龈出血和鼻出血）。登革热有时会发展为严重的登革出血热或登革休克综合征，这些严重形式可能导致大量出血、器官衰竭，甚至死亡。登革热的诊断依靠血液检测，而治疗主要是支持性护理，包括补充液体、退烧和止痛。目前没有特效抗病毒药物和广泛使用的疫苗。预防登革热的关键在于控制蚊虫滋生，避免蚊虫叮咬，包括使用驱蚊剂、安装纱窗、穿长袖衣物、使用蚊帐以及清除积水等措施。通过提高社区和人群对蚊媒传染病的认识，推广预防措施，提供疾病教育和防护指导，可减少感染风险和控制疫情扩散。另外，加强跨国协作，共同应对蚊媒传染病的挑战。

第二节 防蚊知识问答

一、蚊子从哪里来？

蚊子的一生有4个时期，从它的卵、幼虫、蛹到最后的成虫，前3个时期均在水里，所以水是蚊子生存的生命源。不同的蚊种对水体类型的偏爱有不同。

晚上在家里叮人的蚊子中最常见的就是库蚊，这种蚊子就喜欢污水，因为污水里面含有机物质比较多，有机物质易作为蚊子滋生的场所，所以这类蚊子也叫做污水型蚊子。传播疟疾的按蚊的幼虫生活在溪流、沼泽边缘、稻田、临时水池（水坑）、排水沟渠、石坑、树洞、水桶和空罐等，包括阳光照射的小型临时水体，比如路旁浅水坑、泥泞路上牛蹄印或轮胎印迹。另一种则是花蚊子（伊蚊），属容器型蚊种，喜欢比较干净的水，而且是一些小容器里面，比如说闲置的轮胎、可乐瓶、瓶瓶罐罐里面的积水就是它的最爱。由此可见，水源才是蚊子真正的“命根”，没有水就没有蚊子。因此，蚊虫防制、治水为先。

二、蚊子“喜欢”谁？

谁身上被蚊子叮咬的包多，无疑蚊子就更“喜欢”谁！在如今各式揭露蚊子偏爱哪类人的学说中，尤以“血型说”、特别流行，然而事实上，目前并没有特别严格的、有力的科学研究结果来证明这一说法。目前，最科学的结论就是，蚊虫叮咬与人体呼出的二氧化碳和所散发的一些特殊的气体分子有关，这二者是引诱蚊虫的重要因素。因此，以下几方面与谁更容易招蚊子之间有密切关系：

1.蚊子喜欢汗腺发达、体温高的人

2.蚊子喜欢劳累和呼吸频率较快的人，即呼出二氧化碳多的人

3.胖人容易被蚊子叮咬

4.穿深色衣服的人容易被蚊子叮咬

5.婴幼儿代谢旺盛、呼吸频率快，蚊子尤其喜欢，儿童家中防蚊最好用蚊帐，或者安全的驱蚊产品。

三、居住区如何防制蚊虫？

1．清除蚊虫孳生地

主要包括清除各种废旧杂物，将房前屋后所有可能积水的瓶子、水桶、水盆等容器进行彻底清理，将空容器倒置存放，防止蚊虫孳生。盆景、喷水池、养鱼池等各种室外景观水体要全面清理垃圾漂浮物，并经常换水。要定期疏通居住区内的沟渠、沙井，排水沟保持不积水，水井要密封，下水井盖可使用防蚊贴，定期检查地下室，及时排除积水，防止蚊虫孳生。定期疏通房屋天台等处排水孔及管道，雨后应及时清疏，避免积水。室内花瓶和水养植物至少每星期彻底换水一次，要彻底清理空调托盘、花盆底碟（托盘儿）积水，容器有盖子需要加盖；每周检查卫生间和厨房的地漏或者更换具有防渗等功能的安全地漏，保持地漏处无积水，不给蚊子生存空间，垃圾桶最好加盖。

2．房屋加装纱门纱窗

房间可安装纱门、纱窗以阻止蚊虫进入，在蚊虫高发期可用滞留喷洒的杀虫剂涂抹纱窗，效果更好，

夜间休息时使用蚊帐减少叮咬。居民家庭，单位，学校、工地等人员居住场所需要加装纱门，纱窗，做好人员保护工作。住房安装网眼密度大于5.0孔/cm的纱门纱窗。纱窗涂抹杀虫剂是利用蚊虫的向光性和药物的缓释原理，将灭蚊杀虫剂涂抹在纱窗上，形成一层保护膜，蚊虫接触一段时间后会死亡。有效灭蚊成分一般为拟除虫菊酯类杀虫剂，剂型主要有可湿性粉剂、悬浮剂、微胶囊剂等，其优点是耐日晒耐水洗，有效时间长达数月。另外，使用时勿用碱性溶剂清洗窗纱。

3. 室外绿篱喷洒杀虫剂

绿篱喷洒防蚊技术是一种通过在植物绿篱上喷洒杀虫剂来控制蚊虫的创新方法，主要根据蚊虫喜栖息于室外植被阴凉环境的特点，采用低容量喷雾将长持效杀虫剂喷洒在建筑物周围环境的绿植叶片表面和背面，以达到对蚊虫长期、有效的杀灭和驱避效果。绿篱技术对药物、剂型、喷雾器、施药部位及施药方式等有特定的要术，应重点对作业环境中3 m以下绿植、灌木丛、竹林、绿化带以及道路两侧绿篱。不仅要保证叶片上表面的药剂覆盖，应尽量将药物施于植被枝叶背阴面蚊虫栖息的部位，因此喷头应从下往上斜30度角向上均匀喷雾，以叶片湿而不滴为宜。为了确保雾粒在叶片表面的附着效率，在施药后12小时内无明显降雨或对叶片进行喷灌。绿篱喷洒防蚊技术不仅可以在公共场所如公园、单位、社区等地应用，也适用于家庭花园和庭院，形成一道防蚊屏障，减少蚊虫孳生和叮咬的机会。

4. 空间喷雾快速杀灭成蚊

空间喷雾（包括超低容量喷雾与热烟雾）由于没有持效性，仅适用于快速杀灭较高密度的成蚊环境。

超低容量喷雾周期依据监测的蚊虫密度结果而定，当蚊虫密度超过预定的控制指标或相应规定时，应采取超低容量喷雾措施降低蚊虫密度，具体应在蚊虫活动高峰期，例如针对伊蚊应选择在早上的6-8点和下午4-7点的活动高峰期进行喷雾施药。适用于超低容量喷洒的剂型主要有超低容量喷雾剂、水剂和悬浮剂等。超低容量喷雾的雾滴较细，适用于密闭环境（如会议室、餐厅等），或者外环境蚊密度较高、气象条件适宜（风速低于3级、无降雨）的情况下使用。喷雾时避免现场有人与宠物活动。
热烟雾需要使用专用的热烟雾机和烟雾剂，主要针对相对密闭空间，如下水道、化粪池和垃圾槽等密闭环境复杂，以及植被高大茂密枝叶郁蔽、不易作滞留喷洒且蚊虫密度很高场所，如仓库、下水道、灌木丛、密植树林等可用热烟雾机等进行成蚊的快速熏杀。

5. 室内正确使用卫生杀虫剂

首先，可以使用蚊香（建议使用电热蚊香液与电热蚊香片）。在天黑入睡前密闭房间点燃蚊香1小时，然后开窗通风（纱窗要密闭）。也可将蚊香放在通风处上风向，能起到驱赶蚊子的作用。电蚊香在使用时要注意药片、药液和加热器的配套安全使用。如果想杀灭蚊子，可以把门窗紧闭点上蚊香，燃烧2-4个小时，把门窗关闭以后人离开房间，蚊香释放到一定程度可以对蚊子起杀灭的作用。
其次，还可使用杀虫气雾剂。黄昏时是蚊子活动的高峰期，此时使用气雾剂能起到最大效果。使用杀虫气雾剂时尽量不要朝衣物、床单、家具、皮肤、餐具上直接喷洒，尽量不要让婴幼儿接触杀虫气雾剂。使用杀虫气雾剂要注意，对苍蝇、蚊子这样的飞虫要在空中喷洒，角度为45°。喷洒完毕后最好关闭门窗半小时到一小时，然后再开窗通风。杀虫气雾剂用起来方便，但长期过量喷洒可能对人体有一定的毒性，所以在室内使用杀虫气雾剂时一定要注意安全，防止中毒。在厨房使用杀虫剂时要小心，喷洒之前要收藏好食品和餐具，并且远离火源。如果不慎将药液喷到皮肤上，要及时清洗。

四、户外如何减少蚊虫叮咬？

1. 户外活动时穿浅色衣服

在蚊子较多的地方活动时，尽量穿浅色的长袖衣服，同时要穿袜子，这样不仅可以减少人蚊接触，蚊子感觉到人的皮肤湿度降低、皮表挥发物减少，也会减少叮咬。

2. 使用各类防蚊驱蚊剂

驱避剂是一种为驱赶蚊子而往身体裸露部位涂抹的药物，要选择有效成分为避蚊胺、驱蚊酯的驱蚊产品。可涂抹于裸露的皮肤处，如手臂、脸颈、小腿等，要注意每种产品的有效保护时间，过了这个时间就应该重新涂抹。另外，要注意看自己是否有过敏现象。药效与活动量、出汗量有关，如果在户外，药效持续时间可能会缩短，应及时涂抹。2月龄以下的婴儿不建议使用驱蚊剂，单纯使用物理防护。儿童使用时，先喷涂到手上然后涂抹在皮肤表面，避免进入口中。另外，皮肤喷涂维生素B1、吃大蒜、佩戴驱蚊手环和驱蚊贴、手机超声波、摆放驱蚊草等手段都没有可靠的驱蚊效果。

五、如何正确选择、使用驱蚊产品？

1. 驱蚊剂有″三证″

在中国，具有杀虫作用的驱蚊剂、蚊香液、蚊香片、蚊香和杀虫气雾剂等都属于农药管理范畴，国内生产的产品均需获得“三证”（即农药登记证号、农药生产标准文件号及执行标准号，明示于包装）的产品其有效性和安全性才能得到有效保证。

2. 看成分了解毒性大小

目前安全有效的驱蚊剂有：避蚊胺（DEET）、羟哌酯（别名埃卡瑞丁、派卡瑞丁）、柠檬桉精油（OLE）和驱蚊酯（别名伊默宁、IR3535、BAAPE）。避蚊胺是全世界普遍认可的驱蚊剂的金标准。未满2月龄的婴儿不能使用避蚊胺，破损皮肤处也不得接触避蚊胺。驱蚊酯的刺激性更低、无皮肤渗透性，对儿童无使用限制。柠檬桉精油不能用于3岁以下儿童。需要注意，有些止痒花露水或者植物性皮肤用喷洒剂，并没有标注“三证”也不含上述驱蚊成分，其驱蚊效果无法保证。

3. 按照产品说明书使用

为了避免发生中毒或不良反应，所有产品均要严格按照产品说明书推荐方法进行使用，从而起到保护人体、驱蚊防蚊的效果。例如驱避剂应将其裸露皮肤处，特别是耳后、颈部等部位，要避免药物进入眼睛和嘴里。一般室外环境间隔2-4个小时涂抹一次驱蚊剂。

六、外出如何避免蚊虫叮咬？

为了防止蚊虫叮咬，去户外活动一般建议穿着浅色长袖衣裤，并在裸露皮肤上涂抹一些驱蚊剂。含避蚊胺（DEET）、羟哌酯、柠檬桉精油、驱蚊酯等成分的驱蚊剂是有效的。在疟疾流行区，可选10%以上浓度的避蚊胺。驱蚊剂一般涂抹在裸露的部位如胳膊、小腿，特别是耳后、颈部等部位，均是容易被蚊子叮咬的地方。一般的驱蚊剂保护时间为3-4个小时，浓度越高保护时间也越长，流汗多也会降低保护时间。如果户外环境蚊虫密度极高，有条件可穿戴用拟除虫菊酯类杀虫剂处理过（如浸泡）的长袖衣裳、长裤和袜子，可提供更有效的保护。

七、最好的防蚊灭蚊方法是什么？

常用的驱蚊方法很多，但是要掌握正确的操作方法并注意保护自身安全。最好、最彻底的防蚊方法是环境治理，环境治理的第一要素就是清除积水。其次是蚊帐、蚊拍、捕蚊灯等比较安全的物理方法；最后选择蚊香、气雾剂、驱避剂、喷洒剂等化学方法。由于蚊子对杀虫剂会产生抗药性，所以应该轮流使用不同成分的杀虫剂，才能获得较好的效果。因此，最安全的家庭防蚊当然还是物理方法，安纱窗、挂蚊帐、使用灭蚊灯、电蚊拍，老人及婴幼儿呼吸道抵抗力较弱，最好还是选用物理方法。

八、单位如何防制蚊虫？

孳生地处理是防制蚊虫重要的基础，需要广泛开展清除蚊虫孳生地的活动。在全面治理孳生地的基础上，合理使用各类生物及化学杀虫剂。

1.清除孳生地：主要包括清除各种废旧杂物，将房前屋后所有可能积水的瓶子、水桶、水盆等容器进行彻底清理，将空容器倒置存放，防止蚊虫孳生。盆景、喷水池、养鱼池等各种室外景观水体要全面清理垃圾漂浮物，并经常换水。要定期疏通户外的沟渠、沙井，排水沟保持不积水，水井要密封，下水井盖可使用防蚊贴，定期检查地下室，及时排除积水，防止蚊虫孳生。要定期疏通居民楼天台等处排水孔及管道，雨后应及时清疏，避免积水。

2. 生物防治：喷泉、水池等不能排放的大型水体可采用生物灭蚊方式，饲养如柳条鱼、金鱼、鲤鱼、鲫鱼、中华斗鱼、非洲鲫鱼等能够吞食蚊幼虫的鱼种，达到灭蚊目的。也可以使用苏云金杆菌或球形芽孢杆菌等生物灭蚊幼剂。

3. 化学防治：在专业技术人员指导下，对重点部位进行滞留喷洒杀灭成蚊，尤其是住宅周边的绿植叶片的背面，采用拟除虫菊酯类杀虫剂的微囊悬浮剂型进行喷洒，可持续防蚊（15天左右）。对无法清除的积水或水体，不能密封的水井、下水道、喷水池等室外景观水体，投放灭蚊幼剂。对成蚊密度较高的场所，可在成蚊活动高峰时间用超低容量喷雾或热烟雾进行速杀处理，快速杀灭成蚊。

九、如何清除蚊虫孳生地？

蚊子繁殖离不开水，所以尽可能把生活环境中各类的积水清除掉。例如，建筑工地的沟渠、污水井、地下室及排水深井、蓄水池、打桩洞、坑洼地以及各种露天器械设备和工棚的房前屋后的盆罐、散落塑料袋、一次性餐具等生活垃圾等容易积水，是蚊虫孳生的主要场所。具体如下：

1. 翻盆倒罐，清除闲置无用积水。清除废弃的容器，暂时闲置未用的容器应当逐一翻转倒放。

2. 清除卫生死角和垃圾。清除绿化带和各类卫生死角，尤其是塑料薄膜、一次性塑料容器等易积水容器。

3. 管好饮用水或功能性容器积水。饮用水容器或功能性容器积水要求严密加盖，每5-7天换水1次。

4. 种养水生植物的花瓶，每5-7天换水1次，冲洗植物根部，彻底洗刷容器内壁。

5. 治理轮胎。轮胎要求整齐叠放存放室内或避雨的场所，如要堆放室外，要用防雨布严密遮盖，不积雨水。

6. 树洞竹筒的治理。生活环境中的树洞、竹筒要用灰沙堵塞，或对留根的竹筒，采用“十”字砍刀法，使其有裂缝不再积水。有的热带植物的叶腋也可积水，需要定期检查。

7. 定期检查清除电信、电力、燃气、自来水管道和雨水、污水井内积水。一时难以清除的积水，可用药物进行蚊幼虫防制。
总之，没有积水就没有蚊子，只有管好环境积水，生活才能默默无“蚊”。蚊虫防制，治水为先。

第三节 中国疟疾消除历程及其在非洲的应用推广

疟疾是由疟原虫寄生于人体引起的寄生虫病，可通过受感染的雌性按蚊叮咬、输血传播或母婴传播，曾是中国最重要的公共卫生问题之一，长期严重威胁人民健康和生命安全，影响社会经济发展。20世纪50年代，中国有疟疾流行的县（区）达1829个，约占当时县（区）数的80%，疟疾发病人数居各种传染病之首，最严重时全国每年疟疾发病人数超过3000万人，死亡率约1%。新中国成立70余年来，中国制定并实施综合防治措施，本土感染疟疾病例迅速下降，流行范围急剧缩减，2017年，中国本土蚊媒传播感染的疟疾发病数年报告降至0。2021年6月30日，世界卫生组织宣布中国通过消除疟疾认证，这是中国继天花、脊髓灰质炎、淋巴丝虫病、新生儿破伤风之后消除的又一个重大传染病。4月26日是中国的“全国疟疾日”。

一、中国疟疾流行历史

疟疾俗称“瘴气病”“瘴疠”“打摆子”等。四种人体疟疾（恶性疟、间日疟、三日疟和卵形疟）在中国均曾流行。典型的临床表现为周期性发冷、发热、出汗和肝脾肿大、贫血。重症疟疾的症状凶险，常导致死亡。据记载，中国早在公元前1562-1066年殷商时代的甲骨文及青铜铭文上就有古“疟”字的记载。新中国成立前，中国约4.5亿人口中受疟疾威胁的人口在3.5亿以上，每年至少有3000万例疟疾病人，其中30多万因疟疾死亡。20

世纪60年代初和70年代初中国曾出现两次大范围暴发流行，最高峰在1970年，全国疟疾发病人数超过2400万。随着防治历程推进，中国疟疾防控和救治能力显著提升，疾病负担大幅度降低。2016年，中国报告最后一例本地原发疟疾病例。

二、中国疟疾消除历程

疟疾是中国流行历史最久远、危害最严重的传染病之一。中国疟疾防控共经历了重点调查与防治（1949-1959年）、控制严重流行（1960-1979年）、降低发病率（1980-1999年）、巩固防治成果（2000-2009年）和消除疟疾（2010-2020年）五个阶段，最终实现了消除疟疾目标。

1. 重点调查与防治阶段（1949-1959年）

这一阶段中国将疟疾作为限期控制和消除的病种之一并纳入法定报告传染病。各地陆续建立疟疾或寄生虫病防治专业机构，开展调查和防治工作，在重点流行区广泛开展普查普治、春季抗复发治疗和防蚊灭蚊工作。从1950年开始，中国卫生主管部门致力于通过为有疟疾风险的人提供预防性抗疟疾药物以及为患者提供治疗来定位和阻止疟疾的传播。中国还做出重大努力以减少蚊子孳生地，并在一些地区的家庭中加强使用杀虫剂喷洒。

2. 控制严重流行阶段（1960-1979年）

在50年代调查及重点防治的基础上，中国对疟疾逐步开展了有计划的全面防治。60年代初和70年代初，位于中部地区的黄淮平原和江汉平原等地区暴发了两次间日疟大流行。

该时期中国遵循因地制宜、分类指导的原则，主要采取在疟疾严重流行地区以全人群服药和传染源控制为主的防治策略，具体包括流行季节全民预防服药的“两全、两服”“送药到手、看服到口、不服不走”的预防措施，以及防蚊灭蚊、休止期根治、现症患者治疗、发热病人查治以及流行季节人群预防服药的“一防、三治，压高峰”措施，控制疟疾大规模暴发流行，并建立区域疟疾联防联控机制，控制了大规模疟疾暴发流行，大幅度降低了疟疾发病率和死亡率。

3. 降低发病率阶段（1980-1999年）

经过前期全面防治，中国疟疾的流行形势已发生了明显的改变。鉴于间日疟依然在全国流行区广泛分布，而恶性疟流行范围缩小，中国主要根据不同媒介分布区疟疾流行特点和不同媒介的生物学特性，采取不同的综合性防控措施，建立发热患者显微镜查疟原虫体系，采取大范围药浸蚊帐和室内滞留喷洒等措施。1995年在中国中部嗜人按蚊分布区成功阻断了恶性疟传播，1999年全国已有1321个县（市）经省级考核达到“基本消灭疟疾”标准。

4. 巩固防治成果阶段（2000-2009年）

这一阶段，全国大部分地区的疟疾流行已得到控制，主要针对黄淮平原出现的疟疾疫情回升和局部暴发，实施了扩大的休止期根治和传播季节重点地区人群预防服药两项强化措施，加强疟疾的及时诊断和规范治疗，同时采取媒介控制及健康教育等综合措施。2003年，“国家传染病报告信息管理系统”建立，各地须在发现疟疾病例24小时内通过网络报告。2008年有效控制了黄淮平原地区的疫情回升和局部暴发流行。2009年海南省阻断了本地恶性疟传播，全国1687个县（市、区）连续3年无疟疾病例报告，仅4个县发病率在10/万以上。

5. 消除疟疾阶段（2010-2020年）

消除疟疾认证是世卫组织对一个国家无疟疾状态的正式承认。当一个国家经严格、可信的证据证明，所有人类疟疾寄生虫的本地传播链在全国范围内至少连续3年中断，且该国已经建立起一个能够防止本地传播再次发生的全面运行的监测和应对系统时，世卫组织即可颁发无疟疾认证。消除疟疾认证属于自愿性程序，只有当一个国家向世卫组织总干事提交正式申请时才能启动。
到1999年，中国已有1321个县（市）经省级考核达到“基本消灭疟疾”标准。到2010年，全国24个疟疾流行省，95%的区县疟疾发病率已下降至万分之一以下。2010年启动《中国消除疟疾行动计划（2010-2020年）》，将全国流行县分4类实施强化控制或消除策略。2011年建立“国家寄生虫病防治信息管理系统”。2012年中国的卫生部门总结提出消除疟疾的“线索追踪，清点拔源”策略和“1-3-7”工作规范。2015年，世界卫生组织发布《世界疟疾报告》，将中国列入消除疟疾阶段国家。2016年24个流行省全部建立省级疟疾诊断参比实验室。2017年全国首次实现无本土原发感染疟疾病例，在连续4年报告无本地疟疾病例后实现消除疟疾目标。中国于2020年11月启动了无疟疾认证，并于2021年6月30日通过了世界卫生组织的消除疟疾认证。

三、中国消除疟疾的经验启示

多年来，中国在疟疾防控过程中始终坚持“政府主导、多部门合作、科学防治、全社会参与”的工作机制，保障了群众身体健康，促进了社会经济发展。这其中有许多值得传承的宝贵经验。下文从政府组织、创新研究、消除策略、治疗方法、社区参与、国际合作等方面介绍中国疟疾消除相关做法，为巩固疟疾消除成果和传播中国经验提供科学依据和理论参考。

1. 国家领导，可持续地支持国家疟疾防治与消除计划

中央和各级政府不断完善工作机制，明确各部门职责。1956年，《1956—1967年全国农业发展纲要（草案）》颁布，疟疾成为限期基本消灭的重要疾病之一。此后，疟疾作为法定报告、检疫和重点防控的传染性疾病，被列入《中华人民共和国传染病防治法》和《中华人民共和国国境卫生检疫法》。多年来，国家出台和制定消除疟疾的多项政策规划和技术标准，以传染源控制为核心，以监测工作为主导，指导各地科学开展消除疟疾工作，并多渠道提供经费保障。

中国消除疟疾取得成功离不开各级政府坚定不移的政治承诺，即用70年的时间消灭疟疾。1951年发布的中国第一个疟疾控制战略指出，政府应把疟疾控制视为一项政府的“中心任务”，并应尽一切努力降低中国的疟疾负担。1956年，消除疟疾的国家目标被纳入中国的农业和发展战略。到1957年，已在70个县市建立了疟疾防治站，并在一些省份实施了疟疾防治试点方案。中国的扶贫工作极大地改善了住房、生活条件、通信和就医服务，在消除疟疾方面也发挥了重要作用，特别是在农村地区。扶贫工作于1949年中华人民共和国成立时就开始了，并于20世纪70年代末进一步扩大。近年来，扶贫工作的力度又得到了加强。中国对全民健康覆盖的承诺也是成功的关键。国家为居民免费提供一揽子基本公共卫生服务；其中包括，每个人都可以获得负担得

起的疟疾诊断和治疗服务，无论其法律地位或经济状况如何。正如国务院在2016年发布的文件《健康中国2030规划纲要》中所述，中国将通过减少自付费用、进一步投资公共卫生服务以及加强卫生人员培训等措施，继续改善预防和治疗服务。

2. 健全联防联控工作机制，强化疟疾防控能力与水平

中国也曾经因为自然灾害、社会动乱，以及国家经济困难、防治经费短缺、没有一个很好的初级卫生保健系统等原因，疟疾防治措施中断，导致疟疾疫情反复。20世纪60年代初和70年代初，黄淮海平原和江汉平原等地区暴发了两次间日疟大流行，病例数最高达到2700多万。这是个深刻的教训，没有持久的防控措施、联防联控机制，没有科学研究结合防治实践，即使当时控制的比较好，也会反弹。正是因为这些教训，后来形成了一系列的中国疟疾防治经验——包括“因地制宜、分类指导、突出重点、反复斗争”的策略，联防联控的机制，“两全、两服（首先是感染人群在疟疾发病时开始服药，为防止复发，在第二年流行季节到来之前再吃一次药，相当于再杀一次疟原虫，也就是休止期全民服药根治，其次是在流行季节全人群预防性服药，即流行期全民服药预防）”的预防措施，“一防、三治、压高峰（一防是指防蚊灭蚊提高居民自我保护意识；三治是指现症病人正规治疗、阶段清理、休止期根治；压高峰是指流行季节预防性服药）”的防治措施。

世界卫生组织在介绍中国经验的文章中写道：“中国工作方式的一大特点是，从首都到各省、市、县、乡、村各级，设有类似机构。如果中央制定了一项政策，各级都会大力落实。”有效的多部门合作是疟疾消除成功的另一个关键因素。通过2010年签署的一项协议，13个部委——包括代表卫生、

教育、财政、研究和科学、发展、公安、军队、警察、商务、工业和信息技术、媒体和旅游的部委——联合采取行动在全国范围内消灭疟疾。这些部门共同制定了《中国消除疟疾行动计划（2010-2020年）》，启动了国家消除疟疾的规划。中国国家卫生健康委员会疾病预防控制局一级巡视员贺青华指出："我们认识到，为了实现消除疟疾的目标，必须坚持部门合作和全社会参与"。在省、县、乡政府管理人员的指导下，多部门合作为消除疟疾做出了重要贡献，并将继续在防止疟疾在中国再次传播方面发挥关键作用。

一线疾控人员、实验室检测人员、临床医务人员是疟疾防治工作的基础力量；从组建疟疾防治站（所）开展重点调查和防治工作，到逐渐依托县乡村三级初级卫生网络建立健全疟疾检测监测网络，所有防控措施的落实，都离不开一支成体系的稳定的防治队伍。目前，每年在全国开展培训，包括口岸疟疾检测、医疗机构疟疾诊断和治疗、疾病预防控制中心流行病学调查及疫点处置能力培训；每年逐级组织开展培训，通过开展现场技术指导和技能竞赛等方式，促进专业技术人员的技能维持和更新。国家先后在24个流行省建立了省级疟疾诊断参比实验室，各省均有至少1名获得世界卫生组织认证的镜检专家。

3. 创新研究，能力建设，研发多种用于疟疾防控方案和工具

在防控疟疾的70年中，中国一直走在抗击疟疾的工具和战略创新的前列。1967年，中国政府启动了"523项目"，这是一项旨在找到疟疾新疗法的研究项目。这项全国性的工作涉及来自60个机构的500多名科学家，最终在20世纪70年代发现了青蒿素——青蒿素联合疗法的核心化合物，这是当今最有效的抗疟药物。为表彰其对青蒿素发现所做的贡

献，中国教授屠呦呦获得了2015年诺贝尔生理学或医学奖。从20世纪80年代开始，早在世卫组织建议将药浸蚊帐作为控制疟疾的干预措施之前，中国就已经是最早大规模实地测试药浸蚊帐的国家之一。药浸蚊帐主要在四川、广东、河南和江苏等省使用，到1988年全国各地分发了240多万顶蚊帐，大幅降低了部署地区的疟疾发病率。

中国疟疾监测体系经历了数次演变，1950-1985年采取邮寄病例报告的方式，1985-2003年采用电话或其他电子方式报送病例，2004年开始通过国家传染病信息报告系统实时报送。2011年为配合全国由控制阶段向消除阶段的策略转变，建立了国家寄生虫病防治信息管理系统，将消除疟疾监测信息列入系统，确保每一例疟疾病例都能得到及时诊断和规范治疗，防止输入再传播。近年来，中国还制定了非常有效的“1-3-7”策略，进一步减少了疟疾病例，其中“1”是指疟疾病例诊断后1日内报告，“3”是指3日内完成病例复核和流行病学个案调查，“7”是指7日内完成疫点调查和处置防止疟疾的进一步传播，对病例曾到过的地区进行疟疾风险管理，包括对社区成员进行检测和治疗，确定疟疾类型，提高社区公众认识，开展蚊子种类调查，通过室内喷洒杀虫剂等手段进行灭蚊。作为全球消除疟疾工作新范式，“1-3-7”工作模式被正式写入世界卫生组织技术文件《疟疾监测、监督与评估指南》，向全球推广应用。在非洲，因为缺乏传染病信息系统，且病人众多，中国的疾控专家因地制宜地将中国的“1-3-7”策略调整为“1-7”策略。其中，“1”是雇佣当地志愿者每天开展排查，如有发热病人马上用快速诊断试剂进行检测，晚上集中分析；“7”指在7天内对发病率特别高的重点地区有针对性地进行群体化疗，所谓群体化疗就是上门发药，控制疫情。

4. 发动群众，社区参与，通过爱国公共卫生运动，改善人群卫生条件，清除蚊虫孳生环境

爱国卫生运动是新中国成立后开展的一项重要公共卫生运动，旨在改善人民的生活环境和卫生条件，提高人民的健康水平。新中国成立以后，从鼠疫到疟疾，再到血吸虫病等，中国的爱国卫生运动聚焦“除害防病”，在早期缺乏先进科技手段的背景下，发动广大群众清除垃圾污水，减少了蚊虫、苍蝇、老鼠、蟑螂、臭虫等生物的孳生，实质上是一种“科学治本”，在当时发挥了非常重要的作用。在疟疾消除过程中，全国各地结合爱国卫生运动，治理蚊虫孳生环境；通过健康教育，提倡主动就诊，改变露宿习惯，对疟疾消除发挥了重要作用。其作用主要表现在以下3个方面：

（1）提高了群众的健康意识和卫生素质。爱国卫生运动通过宣传教育、群众参与等方式，提高了群众的健康意识和卫生素质，增强了群众参与爱国卫生工作的自觉性。

（2）改善了人居环境，减少了蚊媒孳生地。爱国卫生运动开展了广泛的卫生清理、改水改厕、改厨改灶等活动，改善了人居环境，减少了蚊媒孳生地，为疟疾防控创造了良好条件。

（3）加强了疟疾防治宣传教育和治疗工作。爱国卫生运动通过宣传教育和治疗工作，提高了群众对疟疾的防治知识，减少了疟疾的传播和流行。
长期以来，中国的媒介生物防治水平处于世界较高水准，爱国卫生运动很早就得到世卫组织的肯定和嘉奖。新时代中国的爱国卫生运动有了更深更广的内涵，是公共卫生措施的集大成者，将坚持“政府主导、部门合作、群众参与、快速精准、联防联

控”工作方针，以实现健康、经济、社会、生态等综合效益最大化原则，既具有系统性、可持续性，也符合当前中国生态文明建设和联合国“同一健康”的内涵和要求。

5. 国际合作，互利共赢，确保疟疾防控的所有策略与措施对标国际标准

中国与世界卫生组织加强技术合作，引进疟疾防治新理念、新技术、新方法，先后在上海、无锡和北京成立疟疾相关合作中心，在“一带一路”倡议框架下，启动了非洲和东南亚国家疟疾控制合作项目。

2003-2012年，在全球基金支持下，中国组织实施4轮疟疾控制和消除项目，与非洲、亚洲疟疾流行国家共享控制与消除经验；2007年，在非洲建立30个抗疟中心；2007年开始，与柬埔寨、老挝、缅甸、越南先后开展疟疾防控合作，建立边境疟疾联防联控机制，分享流动人口管理和监测响应体系的信息和经验；2015-2021年，实施中国—坦桑尼亚疟疾控制合作试点和示范项目；2016-2023年，实施中国—澳大利亚—巴布亚新几内亚疟疾控制三方合作项目，这是将中国疟疾控制和消除进程中获得的经验在试点地区推广应用的典型案例之一。通过积极有效的国际合作，消除疟疾的目标必将在全球其他疾病流行国家和地区实现。

四、中国消除疟疾经验在全世界的推广应用

1. 中国-坦桑尼亚疟疾控制示范项目

为了进一步验证中国的疟疾防控经验能否帮助非洲国家降低疟疾疾病负担并帮助当地改善基层卫生保

健体系，盖茨基金会经过与多个合作伙伴的沟通，选择在坦桑尼亚开展“中-坦疟疾控制示范项目”。项目由中国疾病预防控制中心寄生虫病预防控制所和坦桑尼亚依法卡拉卫生研究所主导，于2018年12月正式启动，盖茨基金会提供了资金和技术支持。“中-坦疟疾控制示范项目”在坦桑尼亚3个地区的120余个村庄实施，覆盖人口总数超过30万。该示范项目采取的核心措施包括：

（1）将中国的“1-3-7”工作规范与世界卫生组织的T3倡议（Test, Treat, Track，即检测、治疗和追踪）相结合，设计出适宜当地防控状况的“以社区为基础的1-7疟疾检测响应模式（1,7-mRCTR）”，即在发现病例1天内进行数据收集和分析、7天内进行社区快速检测和健康教育并提供药物治疗。

（2）建立实时电子病例报告系统，根据病例数据开展有针对性的健康教育、检测、治疗和媒介控制。

（3）加强当地基层卫生工作者开展蚊媒监测和幼虫捕杀的能力。初步评估结果显示，尽管新冠疫情期间部分干预措施的实施受到影响，所有干预地区的人群疟疾患病率均呈现下降趋势，与其他地区疟疾病例有所反弹的情况形成鲜明对照。目前，世界卫生组织正在牵头扩大该模式在坦桑尼亚的试点覆盖范围，并在赞比亚、塞内加尔和布基纳法索等疟疾高负担国家进一步试点。

2. 中国防治疟疾方案助力科摩罗等非洲国家控制疟疾

疟疾是危害人类健康、影响社会经济发展的重要传染病。据世界卫生组织统计，2017年，全球87个国家存在约2.19亿疟疾病例，死亡人数约43.5万。其中，撒哈拉以南非洲占疟疾病例总数的92%，占疟疾死亡总人数的93%。在中国专家帮助下，非洲岛国科摩罗疟疾发病率大幅下降，已实现病例“零死亡”，并被列入世界卫生组织2021年消除疟疾国家名单。中国防治疟疾方案的成功实施，为其他非洲国家提供了借鉴，也为全球疟疾防控工作作出了重要贡献。

（1）“我们正和中国朋友开展一场彻底消除疟疾的行动”

10月底，在科摩罗进行的第二轮疟疾防治行动已经结束，不到两个月时间，大科摩罗岛已实现全民服药。在9月初举行的启动仪式上，科摩罗总统阿扎利·阿苏马尼与政府官员带头服下抗疟药物。阿扎利表示：“我们正和中国朋友开展一场彻底消除疟疾的行动，这需要每一名科摩罗人的努力。”
在中国援科摩罗疟疾防治中心技术项目专家指导下，1700多名当地卫生员走街串巷、挨家挨户地将抗疟药物发给每一位居民。
在科摩罗，居民感染疟疾的情况相当普遍，5岁以下的孩子基本上都会感染疟疾，不少人因此死亡。在大科摩罗岛疫情最严重地区之一的马卡古村，村长伊里埃瑟告诉记者：“治疗疟疾得花不少钱，有些人家庭困难，根本无法担负药费，延误治疗还会导致并发症。因病失业、因病致贫，形成恶性循环。中国朋友来了，为我们带来了健康。”
中国广州中医药大学的抗疟项目组自2007年起与科摩罗政府开展疟疾防治合作。记者跟随援助项目组组长李国铭和卫生员贾比尔走入一户人家。卫生员手上有一本登记册，详细记录着居民的情况，因为不同年龄段居民需要服用不同剂量。“药物不能代领，如果居民不在家，卫生员就要再来一次。”李国铭说，卫生员都经过专门培训，确保每一位居民都服药。大科摩罗岛东巴吉尼区区长萨义德·侯马迪今年70多岁，主动到各村监督，确保抗疟活动在村里顺利开展。他对记者说：“中国抗疟疾药品疗效显著。中国的无私帮助，我们感念在心。”统计数据显示，与项目实施前的2006年相比，2017年科摩罗全国疟疾发病率下降超99%，并实现了疟疾病例“零死亡”，大科摩罗岛之外的另外两座主要岛屿莫埃利岛和昂儒昂岛已实现无疟疾本地感染。

（2）“中国在抗击疟疾方面拥有丰富的医药卫生资源”

“此前，大科摩罗岛部分居民对药物存在抗拒心理，导致全民防治的覆盖率较低，传染源没能彻底消除。”科摩罗国家疟疾防治中心主任阿法内·巴卡介绍说，“另外两个岛的防治效果让大科摩罗岛居民吃下了‘定心丸’，对中国专家充满信任。这将为科摩罗经济社会发展提供健康保障。”

据悉，此次疟疾防治行动建立了三级防控体系：科摩罗国家疟疾防治中心、大科摩罗岛卫生厅和中国专家组成中科综合抗疟工作组领导整个行动，区域级医院负责监督实施，村一级的卫生员则具体落实到每家每户。“消除疟疾现在是我们国家最重要的任务之一，感谢中国用兄弟般的情谊帮助我们。”阿法内说。

“利用青蒿素复方对疟原虫的杀灭作用，通过全民服药清除区域性人群体内的疟原虫，从而控制疟疾流行，大幅降低疟疾发病率和死亡率。”广州中医药大学热带医学研究所所长、青蒿研究中心主任宋健平向记者介绍说，群防群治、全民服药、主动干预，这是一个从非洲国家实际出发、力求治标治本的“中国方案”。

在艰苦地区实施全民行动并非易事。由于当地户籍制度不完善，中国专家常常需要做大量工作，翻山越岭调查当地家庭情况、确定服药人数。此外，他们还要冒着登革热等其他传染病的威胁，在丛林的水洼池塘捕捉孑孓，调查疟原虫感染率。在缺水缺电的情况下，来自中国的科研团队克服重重困难搜集数据，完成了一系列科研任务。
如今，中国专家已为科摩罗建立起疟疾防控和监测体系，并为该国培养大批基层抗疟人才。“中国在抗击疟疾方面拥有丰富的医药卫生资源。”卡马尔·萨义德曾在中国留学，现任科摩罗疟疾防治中心实验室主任。他告诉记者：“在中国专家帮助下，我负责为大科摩罗岛百余名培训师组织疟疾防治知识培训，这些培训师再培训各村的卫生员。这为我们抗击疟疾提供了有效人才支持。”

（3）“我们赞赏中国为其他国家消除疟疾所作的突出贡献”

世界卫生组织推荐将基于青蒿素的复合疗法作为一线抗疟治疗方案，拯救了数百万人的生命，使非洲疟疾致死率下降66%，5岁以下儿童患疟疾死亡率下降71%。如今，越来越多的非洲国家积极参与到运用“中国方案”防治疟疾的项目中来。其中，圣多美和普林西比、马拉维和多哥三国正在广州中医药大学团队的支持下实施疟疾防治项目。马拉维和多哥位于非洲大陆，人员和传染源流动性较大，与科摩罗这样的岛国相比，抗疟难度更高。宋健平表示，目前项目正在提高当地服药覆盖率，帮助当地建立疟疾防治体系，尤其是基层疟疾防治队伍，为社区提供抗疟基本知识教育。2017年，在多哥高原区东莫诺省开展的中多合作复方青蒿素控制疟疾示范项目，让当地疟疾感染率从79%减少到37%。

五、总结

中国在消除疟疾方面取得了显著的成就，这些经验可以为其他国家，尤其是非洲国家提供启示。以下是一些可能的启示和推广经验的方式：

1. 政府承诺和领导力：中国成功消除疟疾的一个关键因素是政府的高度承诺和领导力。非洲国家可以通过在政府层面建立承诺和领导力，确保在整个国家范围内采取协调一致的措施。
2. 多部门协同合作：中国采用了多部门协同合作的方法，包括卫生、农业、环境保护等。非洲国家可以学习在各个部门之间建立有效协调机制，以应对疟疾问题。
3. 广泛的宣教和社区参与：在中国，广泛的宣教活动和社区参与是成功的关键。非洲国家可以通过在社区中推广卫生教育，提高人们对疟疾预防和治疗的认识。
4. 使用有效的防控工具：中国采用了虫媒病防控工具，如长效残留杀虫剂和蚊帐。非洲国家可以采用这些经验，并根据当地情况选择适当的工具。
5. 建立强大的监测和数据管理系统：中国建立了强大的监测和数据管理系统，以追踪疟疾传播和响应。非洲国家可以投资建设类似的系统，以更及时地检测和响应疟疾的爆发。
6. 国际合作：中国在疟疾消除过程中积极参与了国际合作。非洲国家可以与国际组织、非政府组织（NGO）和其他国家合作，共同制定和实施疟疾控制的战略。
7. 地区差异：考虑到非洲大陆的多样性，非洲国家需要在采用中国经验的同时，根据各自的地理、社会和卫生状况，调整和适应相应的措施。
8. 可持续发展：中国的经验表明，可持续的健康系统和长期的承诺是成功的关键。非洲国家需要确保他们的疟疾控制计划是可持续的，并能够在长期内有效运行。
总的来说，成功推广中国在疟疾控制方面的经验到非洲需要一个整体性的战略，结合国内外的合作，充分考虑到非洲国家的差异性，以及长期的可持续性。

六、展望

消除疟疾并非中国公共卫生的终点，而是一个新的起点。下一步，中国将严防疟疾输入，大力开展全球卫生工作，将中国的疟疾消除策略与措施分享到其他疟疾流行国家。在疟疾防治领域，中国积极欢迎各方参与，共同推进非洲卫生健康事业发展。我们期望中国疟疾消除经验能够为促进全球健康提供支撑，助力于实现全球无疟疾的目标。

Table des matières

Structures éditoriales du groupe L'Harmattan

L'Harmattan Italie
Via degli Artisti, 15
10124 Torino
harmattan.italia@gmail.com

L'Harmattan Hongrie
Kossuth l. u. 14-16.
1053 Budapest
harmattan@harmattan.hu

L'Harmattan Sénégal
10 VDN en face Mermoz
BP 45034 Dakar-Fann
senharmattan@gmail.com

L'Harmattan Cameroun
TSINGA/FECAFOOT
BP 11486 Yaoundé
inkoukam@gmail.com

L'Harmattan Burkina Faso
Achille Somé – tengnule@hotmail.fr

L'Harmattan Guinée
Almamya, rue KA 028 OKB Agency
BP 3470 Conakry
harmattanguinee@yahoo.fr

L'Harmattan RDC
185, avenue Nyangwe
Commune de Lingwala – Kinshasa
matangilamusadila@yahoo.fr

L'Harmattan Congo
67, boulevard Denis-Sassou-N'Guesso
BP 2874 Brazzaville
harmattan.congo@yahoo.fr

L'Harmattan Mali
Sirakoro-Meguetana V31
Bamako
syllaka@yahoo.fr

L'Harmattan Togo
Djidjole – Lomé
Maison Amela
face EPP BATOME
ddamela@aol.com

L'Harmattan Côte d'Ivoire
Résidence Karl – Cité des Arts
Abidjan-Cocody
03 BP 1588 Abidjan
espace_harmattan.ci@hotmail.fr

L'Harmattan Algérie
22, rue Moulay-Mohamed
31000 Oran
info2@harmattan-algerie.com

L'Harmattan Maroc
5, rue Ferrane-Kouicha, Talaâ-Elkbira
Chrableyine, Fès-Médine
30000 Fès
harmattan.maroc@gmail.com

Nos librairies en France

Librairie internationale
16, rue des Écoles – 75005 Paris
librairie.internationale@harmattan.fr
01 40 46 79 11
www.librairieharmattan.com

Librairie l'Espace Harmattan
21 bis, rue des Écoles – 75005 paris
librairie.espace@harmattan.fr
01 43 29 49 42

Lib. sciences humaines & histoire
21, rue des Écoles – 75005 paris
librairie.sh@harmattan.fr
01 46 34 13 71
www.librairieharmattansh.com

Lib. Méditerranée & Moyen-Orient
7, rue des Carmes – 75005 Paris
librairie.mediterranee@harmattan.fr
01 43 29 71 15

Librairie Le Lucernaire
53, rue Notre-Dame-des-Champs – 75006 Paris
librairie@lucernaire.fr
01 42 22 67 13

www.ingramcontent.com/pod-product-compliance
Lightning Source LLC
LaVergne TN
LVHW010023081026
849535LV00016B/3108
* 9 7 8 2 3 3 6 4 9 1 5 9 2 *